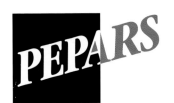

PEPARS

【ペパーズ】
編集企画にあたって…

JN115580

　形成外科の手術を含むすべての傷は，多かれ少なかれ瘢痕を残します．常に乾燥刺激に晒される陸上で生活するわれわれの宿命です．できるだけ早く傷が閉じ，上皮化することで外部環境からのバリアをつくることが必要です．そこで傷ついた真皮の代わりになる組織(いわゆる肉芽組織)が速やかにできる仕組みがわれわれの体には備わっています．そのために傷では強い「炎症」が起こります．血管透過性が亢進し，炎症細胞浸潤，骨髄由来幹細胞の遊走，血管新生，膠原線維産生が始まります．傷の部分を安静に保てれば，「炎症」は創傷治癒が進むにつれて消退していきます．しかし，傷が関節の場所にあったり，目や口の周りにあると，安静には保てません．すると「炎症」はだらだらと続いてしまうことになります．その結果，必要最低限の肉芽形成を通り越して，肥厚性瘢痕やケロイドが形成されることとなります．さらに炎症が続くと，関節が動かなくなります．この病態を「瘢痕拘縮」と呼ぶわけです．

　今回の企画では，特にわれわれが遭遇しやすい目，耳，鼻，手，くびの5部位の瘢痕拘縮について各分野のエキスパートに執筆をお願いいたしました．瘢痕拘縮は早期発見・予防が大切なのは言うまでもありません．デプロドンプロピオン酸エステルプラスターで「炎症」を強力に軽減させることもできるようになりました．しかし，それでも拘縮が生じてしまった場合は，思い切った手術が必要になります．Z形成術，植皮術，局所皮弁術，遠隔皮弁術，遊離皮弁術などを適材適所で用います．

　本号を参考に，読者の皆様が種々の治療法のヒントを得て臨床に応用していただき，熱傷や外傷，手術などによる瘢痕拘縮で悩む多くの患者さんを救済していただくことを願っております．最後に，本書の企画から出版まで多大なご尽力をいただいた，全日本病院出版会の皆様，特に鈴木由子さん，末定広光さんに心より御礼申し上げます．

2020年8月

小川　令

KEY WORDS INDEX

WRITERS FILE

ライターズファイル（五十音順）

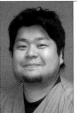

植木　翔也
（うえき　しょうや）
2008年　久留米大学卒業
2010年　国立病院機構関門医療
　　　　センター初期研修終了
　　　　久留米大学形成外科・
　　　　顎顔面外科入局
2015年　高邦会高木病院形成外
　　　　科，医長
2017年　飯塚病院形成外科，部
　　　　長
2019年　久留米大学形成外科・
　　　　顎顔面外科，助教

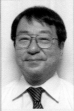

高見　佳宏
（たかみ　よしひろ）
1982年　札幌医科大学卒業
1987年　同大学大学院修了
　　　　同大学形成外科，助手
1993～94年　米国イリノイ大学外科・シカ
　　　　ゴ熱傷センター留学
1995年　杏林大学医学部付属病院形成外
　　　　科，助教授
　　　　同，熱傷センター副センター長
　　　　同，口唇口蓋裂総合外来チーフ
2005年　医療法人聖仁会西部総合病院，院
　　　　長
2010年　日本医科大学形成外科・美容外
　　　　科，准教授
2013年　東京労災病院形成外科，部長
2018年　湘南鎌倉総合病院形成外科・美容
　　　　外科，部長

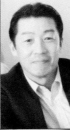

村上　正洋
（むらかみ　まさひろ）
1989年　日本医科大学入局
　　　　同大学皮膚科学教室形成外科入局
1991年　同大学付属第一病院形成外・消化器病セン
　　　　ター・麻酔科研修
1993年　同大学形成外科，助手
1994年　Royal Adelaide Hospital（Australia）Cranio-
　　　　Facial Unit 留学
　　　　日本医科大学付属病院高度救命救急セン
　　　　ター，助手
1997年　大派第一病院形成外科・皮膚科，医長
2000年　日本医科大学付属病院形成外科・美容外
　　　　科，医局長
2003年　同大学形成外科，講師
2005年　同，助教授
　　　　同大学付属第二病院形成外科，部長
2010年　同大学武蔵小杉病院形成外科，教授
2016年　Royal Adelaide Hospital（Australia）Ocu-
　　　　loplastic Unit 留学
2017年　日本医科大学眼科，助教授
2018年　同大学武蔵小杉病院眼科 眼形成外科，講師

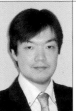

小川　令
（おがわ　れい）
1999年　日本医科大学卒業
1999年　同大学形成外科入局
2005年　同大学大学院修了
2005年　会津中央病院形成外科，部長
2006年　日本医科大学形成外科，講師
2007年　米国ハーバード大学形成外科，研
　　　　究員
2009年　日本医科大学形成外科，准教授
2013年～現在　東京大学，非常勤講師（兼
　　　　任）
2015年 4月　日本医科大学形成外科，主任
　　　　教授

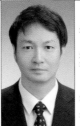

松峯　元
（まつみね　はじめ）
2001年　日本大学卒業
　　　　東京女子医科大学形成外科
　　　　入局
2007年　同，助教
2014年　ハーバード大学ブリガムア
　　　　ンドウィメンズ病院形成外
　　　　科組織工学・創傷治癒研究
　　　　室，リサーチフェロー
2016年　東京女子医科大学形成外
　　　　科，講師
2020年　同大学八千代医療センター
　　　　形成外科，准教授

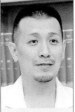

四ッ柳高敏
（よつやなぎ　たかとし）
1988年　弘前大学卒業
1992年　同大学大学院修了
　　　　同大学形成外科，助手
1993年　同，講師
1999年　同，助教授
2005年　札幌医科大学形成外
　　　　科，教授

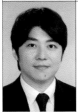

小野　真平
（おの　しんぺい）
2004年　日本医科大学卒業
2006年　同大学形成外科研修
　　　　同大学大学院入学
2010年　医学博士取得
2010年　米国ミシガン大学形成外科留学
　　　　（Dr. Kevin C Chung に師事）
2012年　日本医科大学高度救命救急セン
　　　　ター，助教
2013年　聖隷浜松病院手外科・マイクロ
　　　　サージャリーセンター
2015年　会津中央病院形成外科，部長
2015年　日本医科大学形成外科，講師
2017年　同，准教授

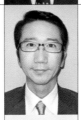

宮脇　剛司
（みやわき　たけし）
1989年　東京慈恵会医科大学卒業
1989年　同愛記念病院にて研修
1992年　東京慈恵会医科大学形成外
　　　　科学講座入局
1999～2001年留学　米国ミシガン
　　　　州プロビデンス病院，オハ
　　　　イオ州クリーブランドクリ
　　　　ニック，テキサス州サウス
　　　　ウェスタン大学
2002年　東京慈恵会医科大学形成外
　　　　科学講座，講師
2007年　同，准教授
2015年　同，教授

前付 3

CONTENTS

瘢痕拘縮はこう治療する！

編集／日本医科大学教授　小川　令

◆編集顧問／栗原邦弘　中島龍夫
　　　　　百束比古　光嶋　勲
◆編集主幹／上田晃一　大慈弥裕之　小川　令

【ペパーズ】
PEPARS No.165/2020.9◆目次

「PEPARS®」とは Perspective Essential Plastic Aesthetic Reconstructive Surgery の頭文字より構成される造語.

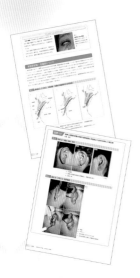
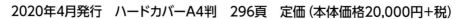
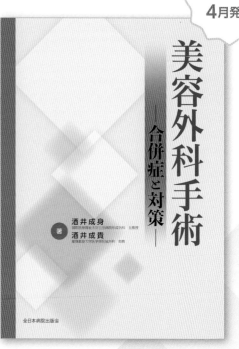

PEPARS No.165：1-10, 2020

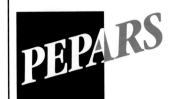

◆特集／瘢痕拘縮はこう治療する！

眼瞼の瘢痕拘縮

村上　正洋*

Key Words：瘢痕拘縮(scar contracture)，眼瞼(eyelid)，再建(reconstruction)，オキュラーサーフェス(ocular surface)，兎眼(lagophthalmos)，角膜上皮障害(corneal epithelial disorder)

Abstract　　眼瞼は視機能を正常に保つことを目的とする極めて重要な器官であることに加え，顔面にあるパーツの中で整容的に最も重要な部位でもある．よって，眼瞼に瘢痕拘縮が生じると，社会生活を営む上で機能・整容の両面が問題となる．遊離縁を有する眼瞼は，外傷や不適切な手術などで容易に瘢痕拘縮をきたし，開閉瞼不全や内反・外反を生じる．それは視機能に直結する障害であるため，顔面のなかで最も優先されなければならない再建部位である．視機能に関しては，形成外科医単独で十分な評価ができないため，時として眼科とのコラボレーションも必要である．

はじめに

眼瞼損傷の多くは機能障害に至らないが，いったん瘢痕拘縮が生じれば視機能への影響は免れない．加えて，表情においても大きな役割を担っているため，醜状が残れば単なる整容的問題に留まらず，社会生活においてもマイナスとなる．つまり，顔面の外観は社会生活において機能的な側面も有する[1]．

眼瞼は小さな器官であるが，極めて薄い皮膚と眼輪筋(以上，前葉)，瞼結膜と瞼板，Müller筋，眼瞼挙筋腱膜および眼窩隔膜(以上，後葉)など，特殊な構造を有し，開閉瞼のほかにも涙三角の形成や導涙機能も担う．

瘢痕拘縮には眼瞼皮膚にとどまるものから，後葉にまで及ぶ重症のものまである．形成外科単独で可能な整容的評価に加え，開閉瞼機能やオキュラーサーフェスの評価が必要になることもあるため，眼科の協力を得ながら治療することが望ましい．

瘢痕拘縮の種類

拘縮の原因となる瘢痕には，大きく分けて線状瘢痕と面状瘢痕がある．また，不適切な手術では，皮膚側に問題がないにもかかわらず皮下組織や瞼結膜に瘢痕拘縮が生じ開閉瞼不全や様々な原因による角膜上皮障害をきたすことがある．以下に各々について記載する．

1．皮膚の線状瘢痕による拘縮

挫創が原因になることが多い．よって，まず求められることは初療時の正確な縫合である．しかし，眼瞼では創が複雑な形状になりやすく，加えて，皮膚が非常に薄く柔軟性に富むためどのようにも縫合できてしまい，正確に合わせることが難しい．よって，皮膚を愛護的に伸展したのちに，

* Masahiro MURAKAMI, 〒211-8533　川崎市中原区小杉町1-396　日本医科大学武蔵小杉病院眼科 眼形成外科，講師

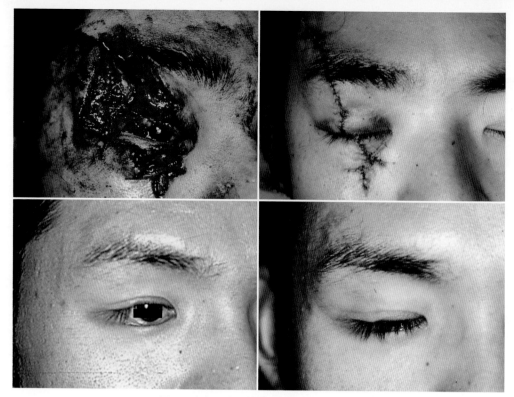

図 1. 高度の眼瞼挫創（文献 2 より引用）

a	b
c	d

a：受傷時
b：全身麻酔下で各層を正確に縫合した.
c：術後 6 か月の臨床像（開瞼）. 瘢痕拘縮はほとんど認められない.
d：術後 6 か月の臨床像（閉瞼）. 閉瞼も問題ない.

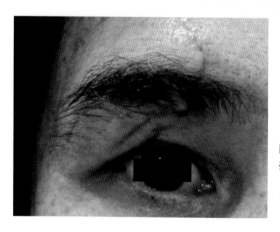

図 2.
挫創後の眼瞼の醜状
トラップドア変形を伴う瘢痕拘縮を
きたしている.

明らかに合致する部位から順次縫合するとよい.
また，最も重要な瞼縁断端の縫合では，灰白線や
睫毛列，マイボーム腺開口部の配列などを参考に
しながら正確に合わせていく（図1）. 誤った位置
で縫合すると，醜状のみならず遊離縁であるため
瘢痕拘縮による閉瞼不全を容易に生じる[2)3)]（図2）.
　線状瘢痕が原因の瘢痕拘縮の治療では，他部位
と同様に Z 形成術や W 形成術などの形成外科基
本手技が有用である（図3）. また，拘縮の発生を
見越して，あらかじめこれらの手技を用いること
もある[4)]（図4，5）.
　2．皮膚の面状瘢痕による拘縮
　熱傷が原因であることが多いが，腫瘍や組織欠
損を伴う挫創の術後にも生じる. 熱傷瘢痕拘縮の

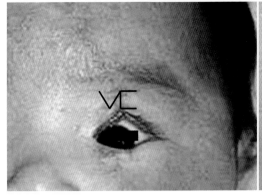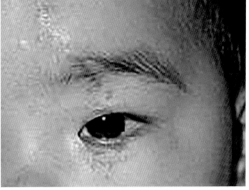

a．術前の臨床像．正方弁法を用いて再建した． b．術後 6 か月の臨床像

図 3. 幼児の上眼瞼瘢痕拘縮
（日本医科大学千葉北総病院形成外科 秋元正宇先生のご厚意による．）

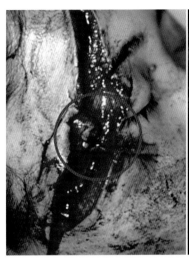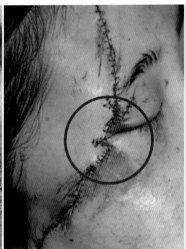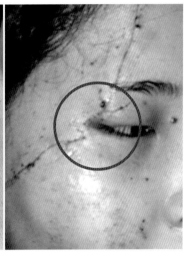

a｜b｜c **図 4.** 眼瞼に及ぶ高度の挫創

　　a：初診時の臨床像
　　b：全身麻酔下で縫合したところ．外眼角部には Z 形成術を追加した．
　　c：抜糸直後の臨床像

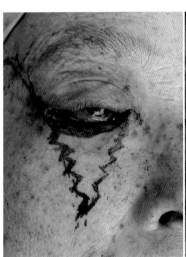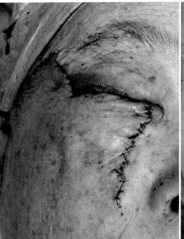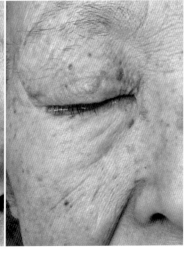

a｜b｜c **図 5.** 脂腺癌切除後の再建における W 形成術の利用

　　a：Cheek rotation flap 移動後の閉鎖に，瞼縁の瘢痕拘縮を予防する目的で W-plasty を用いた．
　　b：創閉鎖直後の状態
　　c：術後 3 か月の臨床像．瘢痕拘縮は見られない．

（文献 4 より引用）

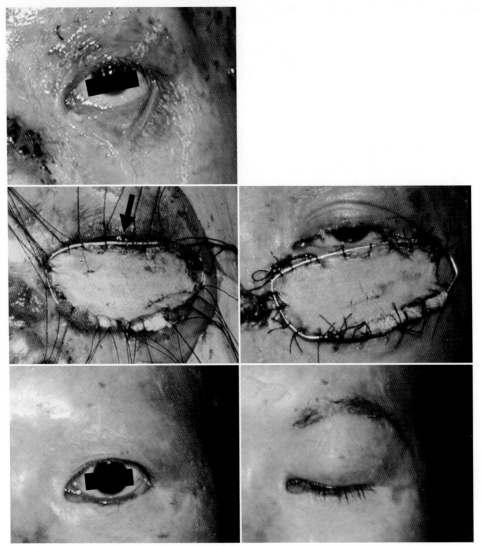

a | |
b | c
d | e

図 6. 熱傷による下眼瞼外反におけるワイヤーフレーム創外固定法を用いた全層植皮術
a：術前の臨床像．下眼瞼結膜が瘢痕拘縮により高度に露出している．
b：ワイヤーフレームを装着した状態．ワイヤーフレームにより広い移植床が確保できる
　ことに加え，瞼板縫合が不要となることで術後の視野もわずかであるが確保される（→）．
c：タイオーバー除去時の状態．視界が確保されている．
d：術後の臨床像（開瞼）．瞼結膜の露出が改善している．
e：術後の臨床像（閉瞼）．ほぼ完全な閉瞼が可能となっている．

場合は，眼瞼全体に及ぶことが多く，通常では瞼板縫合を行った上で後述のエステティックユニットに従って全層植皮を行えばよいが，顔面に広く熱傷瘢痕が存在する状態では再拘縮を生じやすいため，可能な限り大きな全層植皮片を移植しておくことが必要である．よって，我々は相対する眼瞼の瞼縁を越えた広い移植床が確保できるワイヤーフレーム創外固定法を好んで用いている[5)~7)]（図6）．一方で，部分的な面状の瘢痕拘縮も経験

する．多くは小範囲の皮膚欠損に対し行われた全層植皮片の術後収縮や成長に伴い生じたり，健常組織と瘢痕組織とのアンバランスが原因であり，軽症のものではトリアムシノロンの局所注射などでも改善することがある（図7）．なお，下眼瞼にしばしば生じる粗造な皮膚による瘢痕性外反も広い意味では瘢痕拘縮に分類される．黄色人種には少ないが白人では珍しくない．また，先天性魚鱗癬で生じる外反も同様の機序である（図8）．

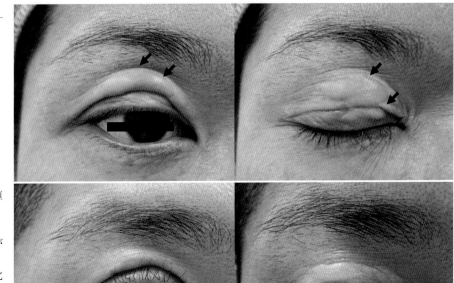

図 7.
幼少時の外傷に対し全層植
皮が行われた患者
　a：当院初診時の臨床像.
　　厚く硬い全層植皮片が
　　見られる（→）.
　b：手術で瘢痕の薄層化
　　を行った後にトリアム
　　シノロンの局所皮内注
　　射を繰り返し施行した.
　　瘢痕の柔軟化がわかる.

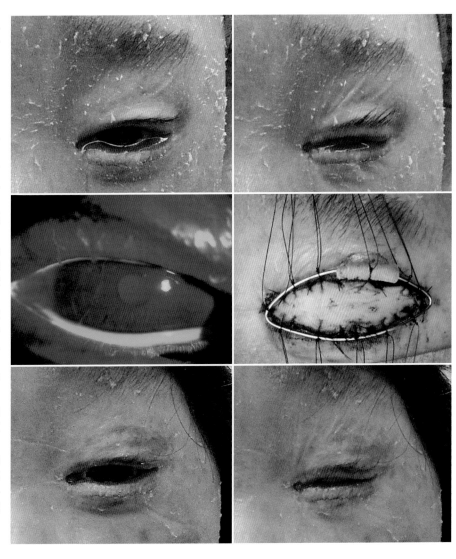

図 8.
先天性魚鱗癬による眼瞼外
反
　a：術前の開瞼状態. 皮膚
　　の不足により睫毛が外
　　反している.
　b：術前の閉瞼状態. 上眼
　　瞼に外反が生じる.
　c：フルオレセインで染
　　色した角膜. 良好な Bell
　　現象により角膜上皮障
　　害は軽微である.
　d：比較的状態のよい皮
　　膚が残存した前胸部か
　　ら全層植皮片を採取し
　　た. 固定にはワイヤーフ
　　レーム創外固定法を併
　　用した.
　e：術後 10 か月の臨床像
　　（開瞼）. 睫毛の外反が改
　　善している.
　f：術後 10 か月の臨床像
　　（閉瞼）. 上眼瞼の外反は
　　改善したが, 下眼瞼の外
　　反による閉瞼不全が残
　　存している.

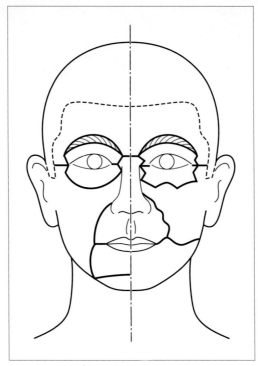

図 9. 我々の考える顔面のユニット
左：瘢痕を伴わない場合(腫瘍切除など)
右：瘢痕拘縮を伴う場合(広範囲熱傷など)
　　　　　　　　　　(文献 8 より引用)

ユニット原理

　顔面の部位ごとにおける皮膚の厚さや組織学的性質の違いから Gonzalez-Ulloa が提唱したエステティックユニット[8]は，その報告以来，顔面の再建に広く採用されてきた．これは縫合線を顔面に存在する皺や器官の輪郭に合わせることで目立たなくさせるという考えに基づいて顔面を分割した単位である．眼瞼においても，この単位を理解し皮膚切開線を設定することが整容面を考慮した再建の第一歩であるが，熱傷が原因の場合は，顔面全体で伸展性が悪いため，ユニットの境界線が術後の拘縮を惹起することもある．よって，縫合線をジグザグにするなどの工夫が必要となる[9]
(図 9).

1. 皮下組織の瘢痕拘縮

　不適切な手術操作により皮下の瘢痕形成が強く起こることで，瞼縁を巻き込んだ拘縮が生じ閉瞼不全をきたす場合が問題となる．前転した組織を緩めることで対応できる眼瞼下垂の過矯正とは別の病態で，いったん生じた過剰な瘢痕による拘縮では解除が難しく，遊離縁である瞼縁を正常な位置に戻すことは容易ではない(図 10).

2. 眼瞼結膜の瘢痕拘縮

　結膜側単独の拘縮は稀であるが，経結膜アプローチや悪性腫瘍のため眼瞼を全層で切除した後の結膜側の拘縮で睫毛内反様の症状や涙三角の形成不全を呈することがある(図 11, 12). 対策は，経結膜アプローチでは創縁の愛護的な操作と正確な縫合，瞼結膜の欠損の再建では術後の拘縮を見越した大きな組織片の移植に尽きる．なお，義眼装着者では下円蓋部が浅くなる変形を示すことが多く，1 種の拘縮と言えるが，詳細は他に譲る[10]
(図 13).

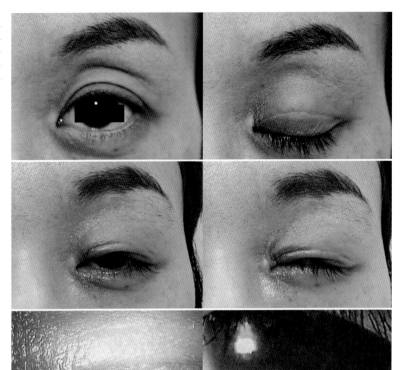

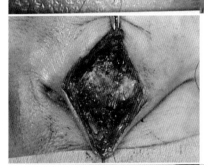

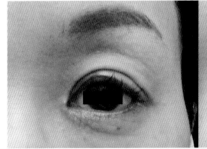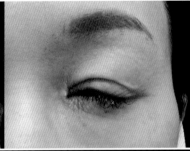

図 10.

他院での眼瞼下垂症手術後に生じた開閉
瞼不全(瘢痕拘縮)

  a：前医から送られてきた術前の臨床
    像
    左：開瞼，右：閉瞼
  b：当院初診時の状態
    左：開瞼，右：閉瞼
  c：術前の細隙灯顕微鏡所見
    左：閉瞼不全と良好な Bell 現象を認
      める.
    右：角膜下方に広範囲の点状表層角
      膜症を認める.
  d：術中所見. 瘢痕組織を可及的に切
    除した.
  e：2 回の修正術後の臨床像
    左：開瞼. 瞼裂高および形態の改善
      が見られる.
    右：閉瞼
  f：術後の細隙灯顕微鏡所見
    左：閉瞼不全は残存するが, 改善し
      ている.
    右：点状表層角膜症の著明な改善を
      認める(→). なお, 涙液層破壊時
      間(BUT)の短縮があり, ドライア
      イの合併が示唆される.

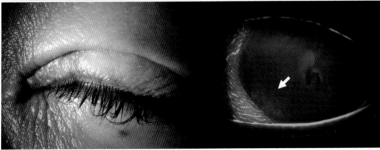

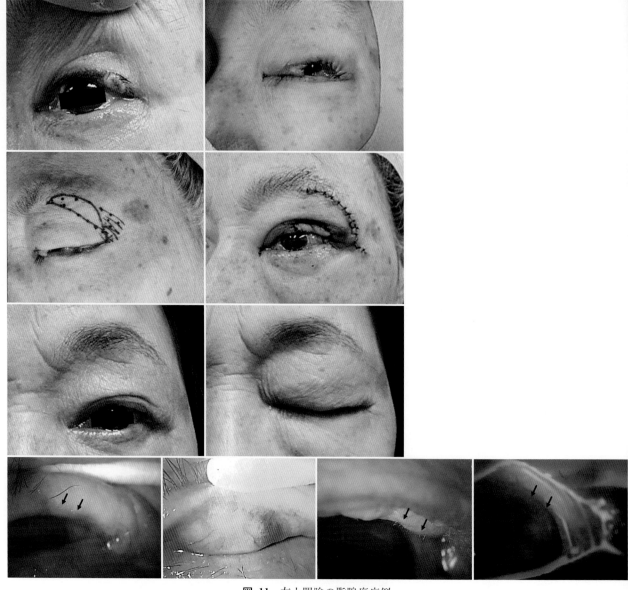

図 11. 左上眼瞼の脂腺癌症例

a
b
c
d①　d②　d③　d④

a：術前の状態と初回手術後
　　左：初診時の臨床像
　　右：脂腺癌切除後の状態
b：2回目の手術(再建)
　　左：完全な切除を病理学的に確認した後に眼輪筋を茎とする皮弁を用いて再建した.
　　右：手術終了時の状態. 結膜側の再建には口唇からの粘膜移植を用いた.
c：術後 2 年の臨床像
　　左：開瞼
　　右：閉瞼
d：術後 3 年の細隙灯顕微鏡所見
　　①：瞼縁の皮膚が結膜側に引き込まれている(→).
　　②：結膜側に瘢痕組織が見られる.
　　③：皮弁に生える多数の産毛が見られる(→).
　　④：フルオレセイン染色で角膜上方に上皮障害が見られる(→). 結膜側の瘢痕拘縮に
　　　　より皮弁が結膜側に引き込まれ, 産毛が角膜に接触することが原因と考えられた.

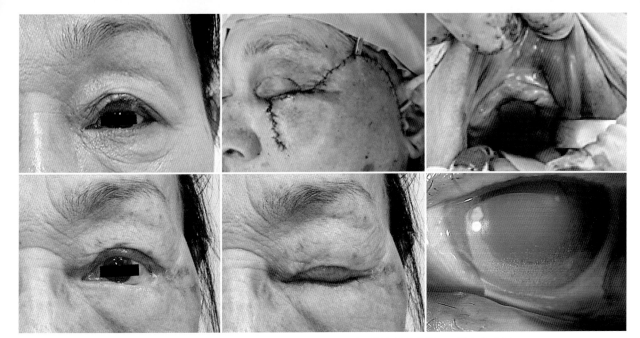

a	b	c
d	e	f

図 12. 左上眼瞼の脂腺癌に対し，結膜側を硬口蓋粘骨膜移植で再建した症例
a：初診時の臨床像
b：一連の手術が終了した状態
c：結膜側の再建には硬口蓋粘膜を用いた．
d：術後の臨床像（開瞼）．下眼瞼耳側に結膜側の拘縮による内反と下垂が見られる．
e：術後の臨床像（閉瞼）．肉眼的には良好な閉瞼に見える．
f：フルオレセイン染色．角膜下方に広範な点状表層角膜症が認められる．耳側の涙三角の形成不全および軽微な閉瞼不全が原因と推測する．肉眼では確認できないため，眼科による診察が必要であることがわかる．

図 13.
義眼装着者の下眼瞼内反
円蓋部が浅くなることに加え，結膜の瘢痕拘縮により内反をきたしている．
a：義眼を装着した状態
b：義眼を外し下眼瞼を外反させた状態．白色の瘢痕が認められる（→）．

a | b

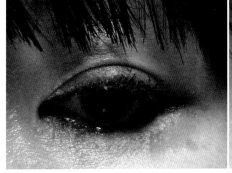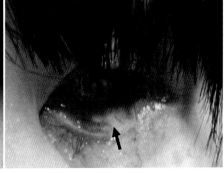

おわりに

　一般的に眼瞼瘢痕拘縮の治療における必要条件は正常な開閉瞼や瞬目，涙三角の形成による視機能の正常化である．他方，整容的再建は十分条件とされるが，社会復帰を治療のゴールとするならば，露出部である顔面の中でも整容的重要度の高い眼瞼は，社会生活を営むうえで機能的側面も有することから必要条件と考えることもできる．つ

まり，医療者が求める患者の QOL の向上には両者の解決が必須と言える．

　このように，機能面のみならず整容面でも要求度の高い眼瞼の再建において優れた結果を得るには，Z 形成術や W 形成術などの形成外科基本手技や遊離植皮，皮弁に対する選択基準の設定など，手術の流れを理解した上で術式を吟味し，さらにそれを確実に成功させることが肝心である．

　なお繰り返しになるが，眼科に協力を仰ぐこと

で視機能の評価まで行い，開閉瞼や涙三角，オキュラーサーフェスなどの正常化をもって，はじめて治療が完了するということを忘れてはいけない．

参考文献

1) 青木　律：広範囲熱傷救命患者の社会的予後．熱傷．**20**：64-71，1994．
2) 村上正洋：【主訴から引く眼瞼疾患診療マニュアル】眼瞼とその周辺のきず治療．MB OCULI．**70**：62-71，2019．
   Summary　外傷後に生じる瘢痕拘縮を回避するためのポイントを記載している．
3) 村上正洋，志村知子：顔のきず・その治し方―新しくできた顔のきずの治療で気をつけること．百束比古，小川　令編．きずのきれいな治し方．改訂第2版．pp33-41，全日本病院出版会，2012．
4) Murakami, M., et al.：The effect of W-plasty on cheek rotation flap. Eplasty. **10**：e8, 2010.
5) Murakami, M., et al.：External wire frame fixa-tion of eyelid graft. Br J Plast Surg. **56**：312-313, 2003.
6) 村上正洋ほか：眼瞼の遊離植皮に併用したワイヤーフレーム外固定法の有用性．熱傷．**30**：65-69，2004．
7) Murakami, M., et al.：Efficacy of "rugby-ball shape" skin grafting using external wire frame fixation without tarsorrhaphy for lower eyelid reconstruction. J Plast Reconstr Aesthet Surg. **63**：220-221, 2009.
   Summary　瞼板縫合が不要になるのみならず，瞼板縫合を行う従来法以上の移植床面積を確保することができる方法を解説している．
8) Gonzalez-Ulloa, M.：Reconstruction of the face covering by means of selected skin in regional aesthetic units. Br J Plast Surg. **9**：212-221, 1956.
9) 村上正洋，百束比古：【遊離皮膚移植術の実際】顔面・頚部における遊離植皮術の適応と実際．PEPARS．**2**：44-52，2005．
10) 八子恵子：【義眼床再建マニュアル】無眼球眼窩と義眼床．PEPARS．**139**：20-27，2018．

PEPARS No.165：11-18, 2020

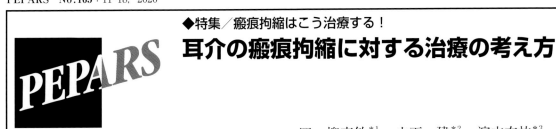

◆特集／瘢痕拘縮はこう治療する！

耳介の瘢痕拘縮に対する治療の考え方

四ッ柳高敏*1　山下　建*2　濱本有祐*3

Key Words：耳介(ear)，瘢痕拘縮(scar contracture)，肋軟骨移植(costal cartilage grafting)，カリフラワー耳(cauli-flower ear)，後耳介皮弁(postauricular skin flap)

Abstract　熱傷瘢痕拘縮以外の耳介の種々の瘢痕拘縮に対し，具体的症例を提示し，治療の考え方について述べた．耳介の部分的拘縮，変形に対しては，耳介前面に十分皮膚を補填する必要があり，特に後耳介皮下茎皮弁が有用である．必要に応じて耳甲介軟骨移植の併用も検討する．カリフラワー耳では耳介全体の剥離を要するため，耳介の血行の安全性と，一度に耳介の前後面を展開できる点から，耳甲介切開と後耳輪切開の併用が有効である．また再拘縮予防のため，術後管理にも注意を払う必要がある．広範囲の拘縮では肋軟骨移植が原則となるが，成人例では，軟骨が硬く脆いこと，術後皮膚，軟部組織の萎縮が生じやすいことから，小児の小耳症に対する軟骨フレームとは概念を変えて作成する必要がある．症例毎に現状を十分評価し，耳介の血行や強度を考慮して術式を選択することが重要である．

はじめに

一言で耳介の瘢痕拘縮と言っても，耳介炎等の後に生じるもの，外傷や熱傷後に生じるもの，機械的刺激の繰り返しにより生じるもの，手術による人為的操作後に生じるもの，など種々の状況で生じる．なかには原因不明で，機序も明瞭でない症例も少なくない．しかし，そのいずれにおいても重要なのは，皮膚，軟骨の不足や変形をどう評価してどの手段を用いて治療するか，という点に尽きる．評価としては，部分的拘縮なのか全体の拘縮なのか，皮膚性の拘縮なのか，軟骨の拘縮を伴うのか，耳介周囲組織に及ぶ拘縮かどうか，などである．

行える術式は多岐にわたるが，主な拘縮部位と

表 1．主な耳介変形と対応する術式

1．皮膚の拘縮(不足) • 皮膚移植(軟骨膜が残存し，軟骨形態がしっかり維持されている，耳輪以外の小範囲のもの) • 局所皮弁(特に後耳介皮弁が有用) ＊ただし耳垂に対しては，軟骨移植や軟骨皮膚弁など硬組織を併用した再建を考慮する
2．軟骨の変形 • 変形軟骨の切除(切除軟骨を利用することも考慮) • 軟骨形成(縫合糸による形成等) • 耳甲介軟骨移植，または軟骨皮膚弁 • 肋軟骨移植
3．聳立の異常 • 変形軟骨や軟部組織の切除 • 軟骨膜や耳介筋を利用した矯正
4．耳介周囲組織も含めた拘縮 • 先に耳介周囲の拘縮を十分に取る • 瘢痕皮弁等(血行と再拘縮を考慮)

対応する代表的な術式は表1のごとくである．本稿では具体的症例とそれに対し各々選択した術式，治療経過について述べる．

*1 Takatoshi YOTSUYANAGI, 〒060-8543　札幌市中央区南1条西16丁目291番地　札幌医科大学形成外科学講座，教授
*2 Ken YAMASHITA, 同，講師
*3 Yusuke HAMAMOTO, 同，講師

症　例

症例 1：36 歳，男性．右耳介腫瘍切除後拘縮（図1）

現状の評価：

　他医にて腫瘍切除が行われたため，手術内容の詳細は不明．舟状窩部位での瘢痕治癒により生じたと思われる耳輪の内側偏位および平坦化，舟状窩の消失を認める．舟状窩以外では皮膚の瘢痕形成は少ない．耳輪から舟状窩にかけて軟骨欠損を伴う．

治療方針：

　耳輪の隆起と舟状窩の形成のみで，形態改善が期待できることから，後耳介皮弁により耳介前面に皮膚を追加し，耳輪，舟状窩を再建する[1]．また，術中判断で，皮膚性の再建だけでは耳輪の形成が困難な場合，耳甲介軟骨移植を追加する[2]．

手　術：

① 耳輪に皮膚が十分補填されるよう，対輪外縁で皮膚切開し，外側に剝離して耳輪の隆起を形成した．本操作にて，耳介外周の良好なカーブと耳輪形態がともに得られたことから，軟骨移植は行わないこととした．

② 舟状窩皮膚の不足に対し，後耳介皮弁で補填した[3]．皮弁は頭側を茎として軟骨膜上で挙上した．耳介側頭溝部で筋膜を含めた皮下茎とし，同部に隣接した軟骨欠損部より耳介前面に通じる皮下トンネルを作成後，180°捻転して舟状窩の皮膚欠損部に移動，縫合した．

③ 皮弁採取部を直接縫合すると，耳介の変形が生じるため（皮弁採取部位が皮弁移植部位後面であり，下に軟骨欠損部を伴うため），皮膚の余裕を有する耳甲介後面に横転皮弁を作成，皮弁採取部位に移動した．

術後経過と結果：

　皮弁はうっ血や壊死等の合併症なく，良好に治癒した．術後約1年の経過にて，再建耳介は再建時とほぼ同様の形態を維持しており，耳介外周の輪郭，耳輪の隆起，舟状窩の陥凹形態いずれも良好な形態である．

本症に対する考察：

　後耳介皮弁は通常尾側の後耳介動脈を茎とするが，頭側からも血流があり，比較的安全に皮下茎として挙上可能である．しかし耳介前面には180°捻転して移動する必要があるため，不安がある場合には表皮を剝削した皮膚茎としてもよい．皮弁を欠損後面に取る際は，皮弁採取部位の縫合により耳介の輪郭が変形する危険性があるため対策が必要となる．

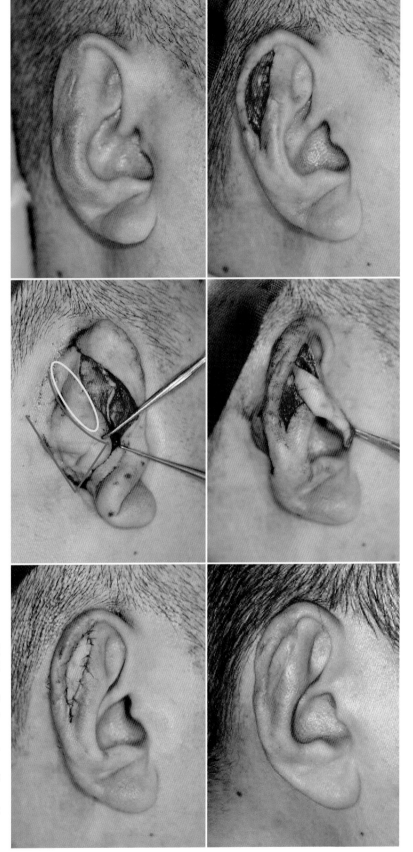

図 1.

症例 1

　a：術前. 耳輪〜舟状窩に至る
　　 変形

　b：術中. 対輪外縁で皮膚切開
　　 し, 耳輪側に剝離, 耳輪を形成
　　 した.

　c：術中. 皮下茎皮弁(黄線), お
　　 よび皮弁採取部位閉創のため
　　 の皮弁(青線)

　d：術中. 皮下茎皮弁を捻転し
　　 て耳介前面に移動した.

　e：手術終了時. 耳輪, 舟状窩が
　　 再建された.

　f：術後約1年. 再建耳介形態は
　　 維持されている.

症例 2：25 歳，男性．左カリフラワー耳（柔道による）（図 2）

現状の評価：

耳介外周の変形は軽度だが，耳介は全体に肥厚している．耳輪は頭側後方で内方に偏位し，対輪皮膚は不整な凹凸を認める．耳甲介は狭小化し，イヤホンが入りにくい状態となっている．耳介の聳立が対側に比べ強く，立ち耳様となっている．

治療方針：

イヤホン装着が患者の一番の希望であり，耳介形態の改善を強く望んでいたわけではなかったため，1 度の手術で可能な範囲での修正を行うこととする．耳介形態自体は比較的保たれていることから，軟骨移植等は行わず，肥厚した軟骨の切除のみを行う．ただし，耳介前後面で広範囲の手術操作を行うことから，皮膚の血行を考慮した皮膚切開を要する．もし耳甲介部の皮膚に不足が生じた場合には，術中判断にて後耳介皮弁の追加も検討する．一度の手術で広範に皮膚剝離を行うことから，術後は瘢痕拘縮に対する後療法を考慮する．

手　術：

① 耳介前面で耳甲介切開，および後耳輪切開（耳輪内側切開も可能であったが，剝離範囲が広いため，浅側頭動脈から耳輪脚に入る血行を傷害しないこと，また耳介後面も同時に剝離しやすい点から，こちらの切開を採用）の 2 つの皮膚切開を行い，耳介前面軟骨上を広く剝離し，変形軟骨を露出した[4]．

② 耳輪内側で肥厚，変形した瘢痕様の軟骨を切開していくと，下床に，本来の耳介軟骨と思われる軟骨が全域に認められたことから，同軟骨を残し，表層の軟骨は全切除した．本操作により耳甲介は拡大し，皮膚の不足も認めなかったため，後耳介皮弁等は行わなかった．

③ 耳介後面においても同様に肥厚した軟骨を認め，切除した．聳立を減ずるため，後耳介筋を固定し，縫合，短縮した．

④ 耳甲介—耳介後面，舟状窩—耳介後面で過圧迫に注意して Bolster 縫合を行った．

術後経過と結果：

耳介の腫脹は術直後には強かったが，皮膚のうっ血や壊死を認めず良好に治癒した．術後 1 週間で Bolster 縫合を除去後，直ちに熱可塑性樹脂にて耳介前面を圧迫する装具を作成し，約 3 か月継続した．また術後 1 か月頃より耳介前面の拘縮によると思われる皮膚の凹凸がわずかに出現してきたことから，対輪～舟状窩にかけて，ステロイド含有テープ（ドレニゾン®テープ）の貼付を 2 か月行った．術後 2 年の経過観察にて，形態は著明に改善したが，耳輪幅は，やや厚みがあり，境界が一部で不明瞭である．対輪内側に一部皮膚の不整が残存する．耳甲介の大きさはイヤホンが入るまで拡大し，耳介の聳立が改善した．

本症に対する考察：

耳甲介切開と後耳輪切開の併用は，耳介前後面の広範囲の操作に有用な手技である．しかし，耳介皮膚自体も拘縮を生じているため，凹凸を完全に平坦にするのが難しく，剝離操作を行い過ぎると，皮膚の血行障害をきたす可能性がある．症例によっては，2 回の手術に分けて行った方が，より整容的に良好な形成が可能である．術後は早期から，皮膚を伸ばすようにステロイド含有テープを貼付すると効果的である．耳甲介皮膚の不足を伴う場合もあり，その場合は後耳介皮弁が有用である．耳介の輪郭の変形を伴う際には肋軟骨移植を積極的に考慮すべきである．

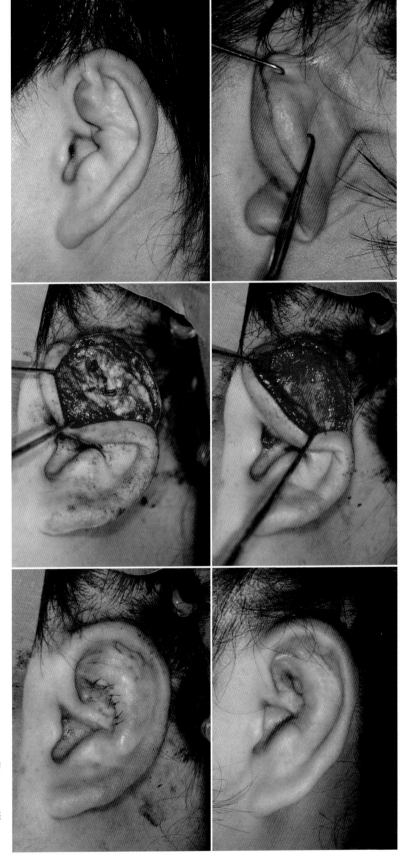

図 2.

症例 2

　a：耳甲介の狭小化，対輪の不整な
　　　凹凸を認める．

　b：術中．後耳輪切開のデザイン

　c：術中．耳輪，対輪の変形軟骨を
　　　露出した．

　d：術中．変形，肥厚した軟骨を切
　　　除し，正常な形態とした．

　e：手術終了時．耳甲介も拡大した．

　f：術後約 2 年．比較的良好な形態
　　　が維持されている．

症例3：34歳，男性．交通外傷による左耳介部分欠損および拘縮(図3)

現状の評価：

耳垂，耳甲介は残存するが，耳介頭側約2/3の欠損および，残存耳介の前方への拘縮を認める．耳介頭側に横方向に幅の広い瘢痕，および頭皮にも脳挫傷の手術のための瘢痕を認める．浅側頭動脈は瘢痕より頭側では拍動を触れない．

治療方針：

瘢痕部位が限定しており，耳介後面，側頭部皮膚に正常皮膚があり，残存耳介も良好な形態を維持していることから，耳甲介型小耳症と同様に，肋軟骨移植により再建する方針とした[1)5]．耳甲介外縁での皮膚切開にて行い，皮膚切開が不足する場合には，瘢痕に沿って切開を追加する．

手術：

① 耳甲介外縁で皮膚切開し，残存する耳垂を尾側後方に移動した．耳介再建予定部位で，一部皮下茎を残すように皮下剥離した．

② 右胸部より第Ⅶ，Ⅷ肋軟骨を採取した．肋軟骨は十分な厚みを有しており，軟骨フレームの耳輪，対輪は重ねず，凹凸を彫り込んで細工することとした．ワイヤーによる固定点を最小限にするため，主に耳輪脚等を含む前方部分と，対輪と耳輪を含む後方の2つの軟骨ブロックで作成し，これらを3か所でのみワイヤー固定した．対輪下脚は後方のブロックにて作成し，同部のみ前方のブロックと重なるよう作成した．

③ 皮下に肋軟骨フレームを移植し，持続吸引ドレーンを挿入した．

④ 約7か月後に耳介挙上術を行った．耳介後面はMastoid fasciaで被覆後，胸部より採取した全層皮膚を移植した．

術後経過と結果：

術後皮膚のうっ血等はなく良好に治癒した．強い凹凸は形成しなかったが，比較的違和感のない形態が再建された．術後約2年の経過観察にて，耳介は再建時の形態を維持している．

本症に対する考察：

成人の軟骨は硬く脆いことから，採取や細工が難しい．軟骨ブロック間のつなぎ目が目立たない部位に来るようにすること，できる限り軟骨を重ね合わせず，軟骨の厚みを利用して彫りこんで形態を作成する，ワイヤーによる固定点を最小限にするなど，小児の小耳症に対して行う肋軟骨移植とは考えを変える必要がある．また，成人では後日皮膚，軟部組織が徐々に萎縮し，ごつごつ感が生じやすい傾向があるため，凹凸を強く出し過ぎないようにする．皮膚の緊張，不足を認める症例では側頭頭頂筋膜弁移植，皮膚移植の併用を行うべきであるが，本症のように浅側頭動脈の損傷を認める場合，筋膜弁は血管茎とできないため，幅広い有茎として利用する．

まとめ

今回触れなかった熱傷瘢痕拘縮においては，周囲皮膚も受傷しており再建材料に苦慮する，皮膚の置換を要するものが多い，感染の危険性も考慮する必要がある，など，熱傷に伴う独自の問題を抱えており，他の瘢痕拘縮と同様の考え方では再建できない場合が多い．本稿では，熱傷瘢痕拘縮以外の症例に絞って具体的症例を提示し，考え方や実際に行った術式につき記載した．症例毎に現状を十分評価し，耳介の血行や強度を考慮した術式を選択することが重要である．

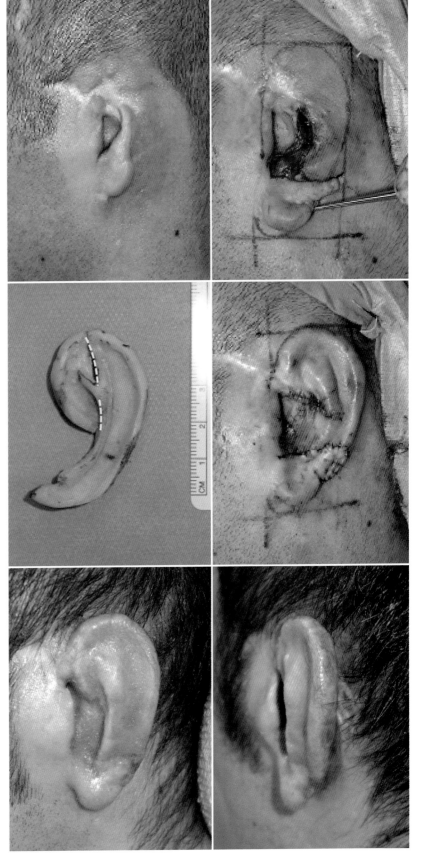

図 3.
症例 3
    a：術前．耳介頭側は欠損し，残
       存耳介は前方向に拘縮を生じて
       いる．
    b：術中．残存する耳垂を移動（青
       線は耳介再建予定部位）
    c：術中．作成した肋軟骨フレー
       ム　2つの軟骨ブロックを黄線
       の部位で組み合わせて作成
    d：初回手術終了時
    e：耳介挙上後約 2 年．耳介前面
    f：耳介挙上後約 2 年．耳介後面

参考文献

1) 須貝明日香，四ッ柳高敏：【露出部深達性熱傷・後遺症の手術適応と治療法】耳介の新鮮熱傷および熱傷後変形に対する治療方針．PEPARS．94：24-30，2014.
   Summary　耳介周囲に瘢痕を有する症例に対する術式や治療上の注意点について述べている．

2) 須田徹也ほか：先天性耳介変形に対する耳甲介軟骨移植の検討．形成外科．56：653-659，2013.
   Summary　耳甲介軟骨移植の適応と限界について述べている．

3) 四ッ柳高敏，山内　誠：I 総論　7．耳介の再建．形成外科 ADVANCE シリーズ II-6　各種局所皮弁による顔面の再建 最近の進歩(第2版)．波利井清紀ほか編．克誠堂出版，pp66-75，2009.

Summary　耳介の種々の部位の再建における有用な局所皮弁について解説している．

4) Yotsuyanagi, T., et al.：Surgical correction of cauliflower ear. Plast Reconstr Surg. 55：380-386, 2002.
   Summary　カリフラワー耳の皮膚切開線や治療法について述べ，耳甲介の狭小化に対する後耳介皮下茎皮弁の有用性にも言及している．

5) Yotsuyanagi, T., et al.：Establishment of a standardized technique for concha-type microtia—How to incorporate the cartilage frame into the remnant ear. Plast Reconstr Surg Glob Open. 7：e2337, 2019.
   Summary　耳甲介型小耳症に対する軟骨フレームや皮下剝離などの術式の詳細を述べている．

PEPARS No.165：19-29, 2020

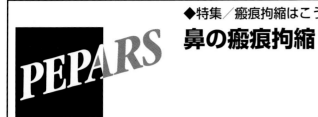

◆特集／瘢痕拘縮はこう治療する！

鼻の瘢痕拘縮

宮脇剛司[*1]　宮野千草[*2]　川端優也[*3]
積山真也[*4]　森山　壮[*5]

Key Words：鼻(nose)，外鼻形成術(rhinoplasty)，瘢痕拘縮(contracture)，外傷(trauma)，手術(operation)，炎症(inflammation)

Abstract　鼻の瘢痕拘縮の原因は外傷や手術操作，炎症性疾患，腫瘍切除が挙げられる．外傷では鼻骨骨折や鼻の軟部組織損傷や組織欠損を生じ，外鼻骨格の変形を放置した場合や整復が不十分な場合に外鼻の変形を生じる．医原性では鼻中隔や下鼻甲介などの鼻内手術や，外鼻の良性腫瘍切除，皮膚癌切除，上顎癌切除，放射線照射，美容外科手術，ヒアルロン酸注射などが瘢痕拘縮の原因となる．また，唇顎口蓋裂の手術や小児期の Hardy 手術例でも外鼻変形に繋がることがある．また軟骨炎の活動期に外鼻変形を生じることがある．再建法術式は形成外科の再建ステップに沿って術式を検討する．外鼻再建には皮膚や粘膜の欠損がある場合は耳介後部や頸部からの皮膚移植や，皮膚を含む耳介軟骨のコンポジットグラフトなどが有効である．また外鼻骨格の再建には，鼻中隔軟骨，耳介軟骨，肋軟骨，肋骨，腸骨，頭蓋骨の利用を検討し，鼻の強度維持によって十分な鼻腔通気機能の改善を目指す．

はじめに

　鼻は外鼻と鼻腔で構成され，鼻腔機能と整容の両面からとても重要な顔面の構造体である．そして機能と整容は文字通り表裏一体の関係にあり，多くの場合に形態的な問題は機能に直結する．中でも鼻の瘢痕拘縮は日常診療で遭遇することは決して多くはないが，その原因は多岐に渡る．本稿では解決できなかった問題も含め，自験例を元に鼻の瘢痕拘縮の原因やその病態を考察する．

鼻の瘢痕拘縮の原因

　鼻の瘢痕拘縮の原因は外傷や手術操作，炎症性疾患，腫瘍切除などである．外傷では鼻骨骨折や鼻の軟部組織損傷や組織欠損が生じ，外鼻骨格の変形を放置した場合や整復が不十分な場合に外鼻の変形を残す．また明らかな外傷歴がない斜鼻手術の自験例の中で 80％以上の症例に軟骨の亀裂や CT 画像に変形治癒骨折を認めたことから，乳幼児期の顔面打撲の中には骨折を見逃されていることも推測される．この他外傷では粘膜損傷後に鼻中隔軟骨と下鼻甲介の部分的な癒着や，鼻中隔穿孔を生じ鼻腔通気障害をきたす．鼻篩骨骨折は初回治療の整復不良によって高度の外鼻変形を残し，粘膜を含めた軟部組織の拘縮によって再建手術は困難となる(図1)．

　医原性のものでは，鼻中隔や下鼻甲介などの鼻内手術や，外鼻の良性腫瘍切除，皮膚癌切除，上顎癌切除などがあり，腫瘍切除後の放射線照射な

*1 Takeshi MIYAWAKI，〒105-8461　東京都港区西新橋 3-25-8　東京慈恵会医科大学形成外科学講座，主任教授
*2 Chigusa MIYANO，同，助教
*3 Yuya KAWABATA，同，助教
*4 Shinya TSUMIYAMA，同，助教
*5 Soh MORIYAMA，同，助教

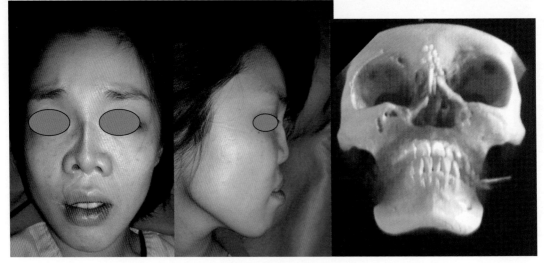

図 1. 26 歳，女性
交通外傷による鼻篩骨骨折変形治癒に対して肋骨移植が 2 回行われて
いるが，移植骨はほとんど吸収され外鼻変形が残存している．拘縮した
鼻腔粘膜を操作しない限り外鼻を前方に引き出すことはできない．

ども瘢痕拘縮の原因となる．また，唇顎口蓋裂の
手術によって様々な瘢痕拘縮が起こり得る．稀で
はあるが，扁桃腺手術の際に電気メスで広範囲に
止血操作が行われた結果，後天性に後鼻孔狭窄を
きたすこともある．また，小児期の鼻内内視鏡下
頭蓋底手術(Hardy 手術)例でも外鼻の成長障害を
きたし変形をきたすことがある(図2)[1]．さらにシ
リコンインプラントによる隆鼻術後のインプラン
ト露出や感染，あるいは免疫反応によって外鼻の
著しい変形や鼻孔の狭窄をきたす[2]．頻度は低い
がヒアルロン酸注射による動脈血栓から外鼻壊死
をきたすことも知られている[3]．その他軟骨炎の
活動期に外鼻変形をきたすことがある(図3)．軟
骨炎の原因には Wegener 肉芽腫症や潰瘍性大腸
炎に合併することが知られている[4]．炎症期には
軟骨の脆弱化が進行するため原疾患の治療が安定
化するのを待ち，可能ならば軟骨炎のターゲット
となる軟骨以外の，骨や筋膜などの自家組織を用
いた再建が望ましい．

再建法に関して

術式は一様ではなく拘縮の分類によって治療方
針を立てるのがよい[5]が，基本的な考え方として

は形成外科の再建ステップに沿って検討する．外
鼻の再建は皮膚や粘膜の欠損がある場合には耳介
後部や頚部からの皮膚移植や，皮膚を含む耳介軟
骨のコンポジットグラフトなどが有効である．ま
た外鼻骨格の再建には，鼻中隔軟骨，耳介軟骨，
肋軟骨，肋骨，腸骨，頭蓋骨の利用を検討する．
当施設では唇裂手術や耳鼻咽喉科手術などの先行
手術後の鼻閉や外鼻変形に対する手術が多いた
め，以下に代表症例を供覧する．

症例 1：25 歳，男性
主 訴：鼻閉，外鼻変形
既往歴：右唇顎裂手術
臨床所見：乳児期に唇裂初回手術を受け，その
後外鼻への修正手術を数次にわたり行われてきた
(詳細不明)．今回鼻閉と外鼻変形を訴え受診した
(図 4-a，b)．幅広い鼻尖，鼻柱の傾斜，鼻中基部
の右内側隆起の不明瞭化と右鼻腔狭窄を認めた．
右鼻腔は外鼻孔入口部から 5 mm 深部より始まる
瘢痕拘縮によって 90％以上の狭窄を認め，鼻背側
には深部との交通を認めた(図 4-c)．
CT 画像所見：鼻中隔軟骨尾側端の右側弯曲(前
弯)と，前後的に 10 mm 程度の右鼻腔を閉塞する
軟部組織陰影を認めた(図 5)．

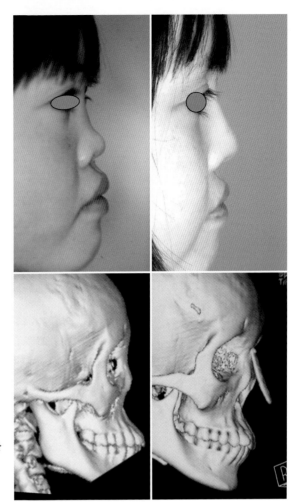

図 2.
17 歳，女性
幼少期に経鼻内視鏡下に脳腫瘍切除を
受け鞍鼻変形をきたした.
（文献 1 より引用）

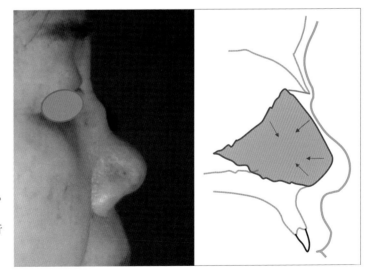

図 3.
軟骨炎の炎症後の瘢痕拘縮による
高度の鞍鼻変形症例
キーストーンエリアの骨軟骨移行
部の断裂が疑われる.

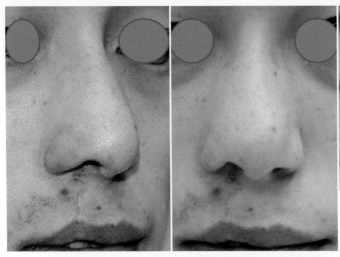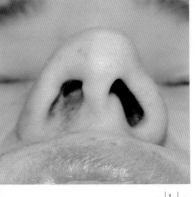

a | b | c

図 4. 症例 1：25 歳，男性

右唇裂に対し手術歴あり，外鼻の二次修正術が行われている（a，b）．鼻柱の傾斜，幅広い鼻尖，右鼻柱基部の内側隆起の不明瞭化を認める（c）．右鼻腔は外鼻孔入口部から 5 mm 深部から始まる瘢痕拘縮によって 90％の狭窄を認め，鼻背側に深部との交通を認めた（c）．

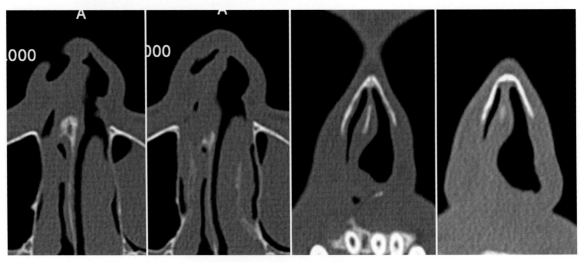

図 5. 症例 1：CT 所見

鼻中隔軟骨尾側端の右側弯曲（前弯）と，前後的に 10 mm 程度の右鼻腔を閉塞する軟部組織陰影を認めた．

　手術瘢痕による鼻腔狭窄と外鼻形態改善を目的に手術を予定した．

　手　術：全身麻酔下に手術を行った．軟骨縁切開を鼻柱の逆 V 切開（Rethi 切開）と連続させて軟骨膜上で外鼻骨格を露出した．鼻腔底の瘢痕は前後的に切開し，右の軟骨縁切開に深部に向かう三角弁を連続させて鼻腔狭窄部を展開した（図 6-a）．鼻腔底の切開は拘縮が完全に解除されるまで

深部へと延長した．また，三角弁は右の軟骨縁切開の切り返し部分と入れ替え Z 形成術とした．右の内側隆起から深部に向かって生じた皮膚欠損部の被覆にあたり，単純な皮膚移植では再拘縮が危惧されたため右耳甲介からコンポジットグラフトを行い，耳介の皮膚欠損には耳介の後方から採取した全層皮膚を移植した（図 6-b，c）．鼻中隔軟骨は前後方向に数か所の亀裂を認め，尾側端は

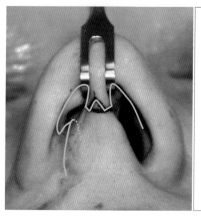
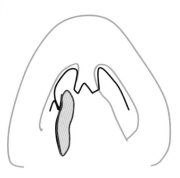
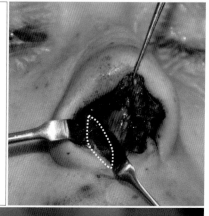
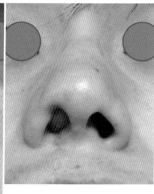

a | b | c
　　d

図 6. 症例 1
 a：切開線を示す（実線）．Rethi の鼻柱切開を軟骨縁切開と連続させた．
　さらに右の軟骨縁切開を逆 V 型に切り返し，鼻腔底の前後的な切開と
　連続させた．鼻腔底切開は拘縮が解除されるまで深部へ延長した（点線）．
 b：右の軟骨縁切開は鼻腔底の切開線との間で Z 形成を行い，鼻腔底に
　生じた組織欠損には右耳介から採取した皮膚軟骨のコンポジットグラ
　フトを移植した（赤線）．
 c：展開が終わり，右大鼻翼軟骨を牽引した所見を示す．鼻腔底には点
　線で示す組織欠損を生じた．
 d：左右の大鼻翼軟骨を縫合し終わった状態を示す．鼻腔底の切開は
　nostril sil に達する（黒矢印）．

a | b | c

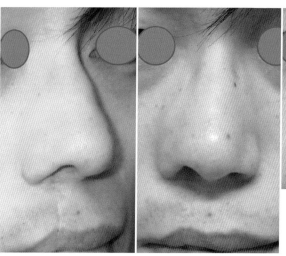

図 7.
症例 1
術後 1 年の現在，鼻尖部の左
方変位と鼻柱の傾斜は改善
しているが，右鼻翼縁の上
昇の修正が不足している（a,
b）．右の鼻腔は十分に拡張
され鼻閉症状もない．右鼻
腔には再狭窄予防のために
夜間のみ綿球を入れている
（c）．

ANS（前鼻棘；anterior nasal spine）側で欠損し鼻中隔軟骨前角が ANS に付着するような形態を呈していた．鼻中隔軟骨の変形は高度であったが，幸い深部から鼻中隔軟骨を採取できたため，これをバテングラフトとして利用した．まず鼻中隔軟骨前角を前方に引き出した状態に保持し，鼻中隔軟骨右側面と ANS を橋渡しするようにバテングラフトを配置し縫合固定した．この際 ANS への

固定には back and forth suture 法[6]を用いた．左右の鼻翼軟骨が対称となるように正中で縫合し，再建した鼻中隔軟骨に縫合固定した（図 6-d）．創を縫合閉鎖して手術を終了した．術後は鼻腔の再狭窄予防のために綿球を挿入して経過を見ている．術後 1 年の現在，右鼻孔縁の後退が残存しているが鼻腔の再狭窄はなく，鼻尖の形態も改善している（図 7）．

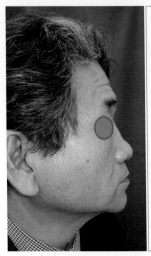
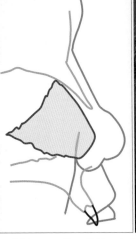
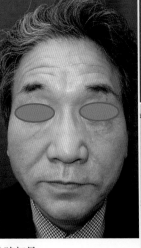
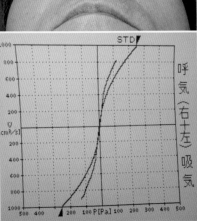

図 8. 症例 2：58 歳，男性．初診時初見

40 年前の上顎洞根本術，鼻中隔矯正術の直後から鼻閉が残存し，鼻中隔矯正術後に外鼻変形と鼻閉の再発があった．

鼻腔通気度検査では正常を示すが，強制吸気時に鼻弁狭窄による鼻閉を認めた．

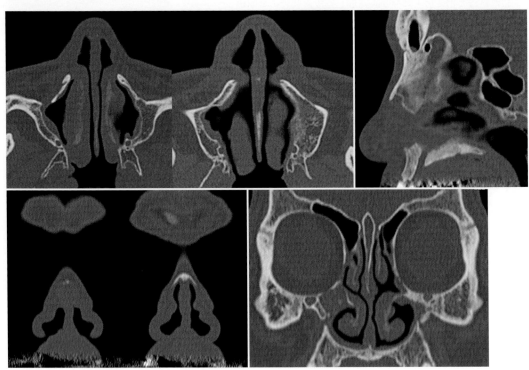

図 9. 症例 2：術前 CT 画像

上顎洞根本術により上顎洞の欠損を認める．鼻中隔は直線的であるが，鼻前
方背側部の狭窄（図左下）を認める．

症例 2：58 歳，男性

主　訴：鼻閉，外鼻変形

既往歴：18 歳で鼻中隔矯正術，両側上顎洞根本術

起始，経過：18 歳時の手術直後から鼻閉が継続し，また鞍鼻変形の合併症をコンプレックスに感じてきた．鼻閉を主訴に耳鼻咽喉科を受診したが，鼻内所見から手術適応とならなかった．その後内科主治医より夜間高血圧と外鼻変形による鼻閉の関連性を疑われ，当科に依頼となった．

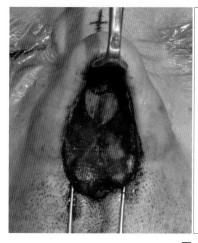
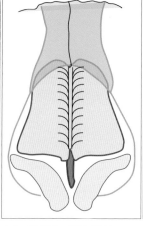
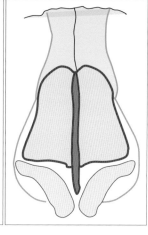

a|b|c

図 10. 症例 2：術中所見
外側鼻軟骨は鼻中隔軟骨とともに鼻腔深部に引き込まれており(a, b), 鼻腔粘膜の連続性を温存しながらこれらを骨性外鼻下面から遊離して骨上に乗せるように移動した(c).

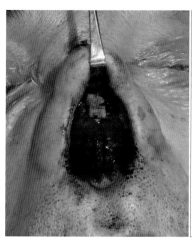
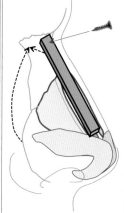
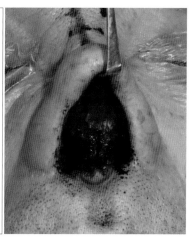

a|b|c

図 11. 症例 2：術中所見
右半切第 7 肋骨を加工してセルフドリリングスクリューを用いて鼻根部に固定し(a, b), 移植骨先端に両側の鼻翼軟骨を騎乗させるように縫合固定した. さらに隆鼻効果を期待して右大腿筋膜を鼻根部から鼻尖までの範囲に移植した(c).

臨床所見：軟骨性外鼻の短縮変形により鼻尖の低下や鞍鼻変形を認める(図 8). 鼻閉の訴えとは異なり鼻腔通気度検査は正常値を示していた.

CT 画像所見：鼻中隔に大きな弯曲はないが, 手術によって上顎洞は両側ともに消失している(図 9).

手術所見：キーストーンエリアの拘縮が変形の原因と考え鼻中隔外鼻形成術を予定した. 外鼻骨格を展開すると鼻中隔軟骨は上外側鼻軟骨とともに鼻腔深部に引き込まれていた(図 10-a, b). 骨性外鼻の鼻腔側に入り込んでいる上外側鼻軟骨の

頭側端を剝離して鼻中隔軟骨とともに授動して骨上に引き上げ, 鼻骨に開けた骨孔を利用して縫合固定した(図 10-c). 鼻中隔矯正術の既往があったが, 鼻中隔軟骨はほとんど残っており, 幅 10 mm の L-strut を温存して鼻中隔軟骨を採取し, 鼻背の補強のためのバテングラフト 2 枚と columellar strut に利用した. さらに右第 7 肋骨から採取した半切肋骨をセルフドリリングスクリューで鼻根部に固定し, 鼻中隔軟骨, バテングラフト, 上外側鼻軟骨を一体として吊り上げるように移植骨に縫合固定した(図 11-a, b). また両側の大鼻翼軟骨は

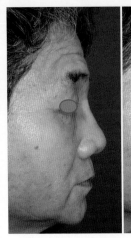
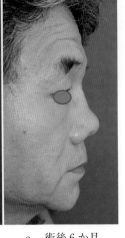
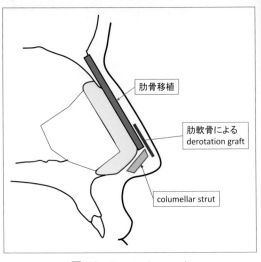

a．手術後1か月　　b．術後2か月　　c．術後6か月

図 12．症例2

図 13．Derotation graft
鼻中隔軟骨尾側端の前方に自家軟骨を移植
し，別の移植軟骨を鼻背で上外側鼻軟骨に
縫合固定して鼻中隔を延長する術式である.

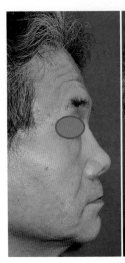
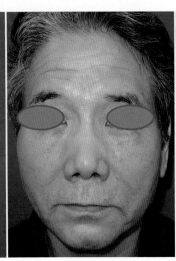
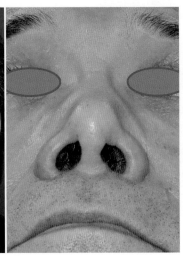

図 14.
症例2
修正術後3年

移植骨先端に騎乗するように縫合固定し，隆鼻目的に大腿筋膜を鼻根部から鼻尖部まで移植骨の上に移植した(図11-c)．この際移植腱の頭側端には糸を通し，これを皮下ポケットから鼻根部皮膚に誘導し，尾側端は鼻翼軟骨に縫合固定した.

術後経過：術後1か月の時点で患者は外鼻形態に大変満足されていたが，術後2か月で up nose 変形が出現し，経時的に悪化していった(図12).移植した大腿筋膜の拘縮による up nose が疑われ，患者も修正を強く希望されたため，初回手術後9か月で再手術を行った.

再手術所見：前回の切開から軟骨膜上で剝離を

進めたところ，左右の大鼻翼軟骨間に高度の瘢痕拘縮を認め，大鼻翼軟骨を抵抗なく尾側に移動できるまで瘢痕を切離した．また上外側鼻軟骨と鼻翼軟骨の間(scroll area)を剝離し鼻翼軟骨の可動性を得た．LLC(下外側鼻軟骨；lower lateral cartilage)を尾側位に維持(鼻尖延長)するために右肋軟骨を採取して幅5mm長さ7mm厚さ3mm大のブロックに加工して前回移植した肋骨先端の骨膜に6か所縫合固定し derotation graft とした(図13)．この移植軟骨の先端には幅1mmのスリットを作成して columellar strut を挟み込んで strut を正中に維持しかつ鼻尖方向に維持する支えとし

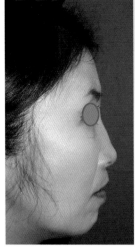
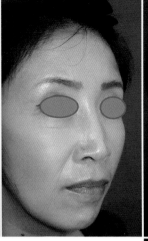
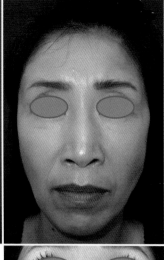
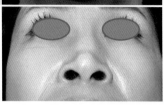

図 15.
症例 3
DV により鼻閉，外鼻変形となり前医耳鼻咽喉科
で鼻中隔矯正術を施行されている.

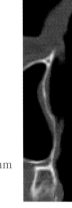
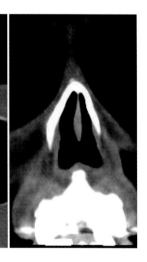

図 16.
症例 3：CT 画像所見
鼻中隔前方部に直径 15 mm
大の穿孔を認める.

た．Columellar strut は以前移植されたものを摘
出して新たに前鼻棘から鼻尖まで橋渡しするよう
に移植した．LLC を 5-0 PDS で引き寄せ縫合して
鼻尖の修正を行った．鼻根部の小切開から移植肋
骨の固定に使用したセルフドリリングスクリュー
を摘出し，手術を終了した．

　術後経過は良好で，修正手術後 3 年の現在 up
nose 変形も改善し，患者は満足している（図 14）.
今回の手術経験からは鼻尖と鼻背の移行部である
外鼻可動部への筋膜移植は拘縮をきたす可能性が
示唆された.

症例 3：41 歳，女性
　主　訴：鼻閉，外鼻変形
　初診時所見：外傷後に鼻閉をきたし，近医耳鼻
咽喉科で鼻中隔矯正術を受けたが，術直後より鼻
閉の改善が得られず，外鼻変形をきたしたため当
院へ紹介となった．初診時の外鼻形態は軟骨性外
鼻の深部への沈み込みと，それに伴う鼻孔の扁平
化 up nose 変形，鼻尖下垂，鼻中隔穿孔を認めた
（図 15）.

　CT 画像：鼻柱から 15 mm の部位に前後径 15
mm 程度の巨大な鼻中隔穿孔を認めた（図 16）. 外
傷と鼻中隔矯正術によるキーストーンエリアの傷

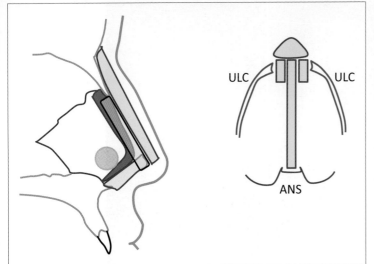

図 17.
ULC, spreader graft, 鼻背 onlay graft, 鼻中隔穿孔の関係を示す.
鼻中隔軟骨の両側に, 鼻中隔より鼻背側に突出するように spreader graft を移植し, 鼻中隔軟骨尾側端の前方には新しく鼻中隔尾側端となる軟骨を移植した. これを両側 spreader graft で挟み込むように組み立て, 鼻背には加工した肋軟骨を onlay graft した.
ULC：上外側鼻軟骨
ANS：前鼻棘
灰色：鼻中隔穿孔

害を疑い鼻中隔矯正術後 6 か月の時点で肋軟骨移植による再建手術を行った.

手術時所見：Rethi 切開を軟骨縁切開に連続させて外鼻骨格を展開した. 両側の鼻翼軟骨は対称性が維持されて損傷はなかったが, 鼻中隔軟骨はキーストーンエリアを回転中心として上外側鼻軟骨とともに深部に沈み込み, 鼻中隔前角はほぼ頬の平面まで沈下していた. 鼻中隔軟骨膜下に侵入したところ, 鼻中隔軟骨尾側端は前後的に 5 mm 程度しか残っておらず, その基部に向かって先細りし ANS との連続性が断たれていた. これは外傷によるものか先行手術によるものか不明であったが鼻中隔軟骨尾側端の後方は鋭的な断面を認めた. 穿孔部に切り込まない範囲で軟骨切除部よりさらに深部に向かい穿孔部近くまで軟骨膜を剥離し, さらに頭側に向かって鼻中隔軟骨背側部から篩骨垂直板にかけて軟骨膜下, 骨膜下に剥離した. 残存する軟骨性外鼻骨格は構造体としての強度不足だけでなく尾側端に軟骨欠損を認めたため, 右第 7 肋軟骨を 3×1.5 cm 大で全層採取し, 3 枚にスライスした. 中心の 1 枚をさらに縦割して extended spreader graft とし, 外側の 1 枚を鼻中隔尾側端として利用, 残る 1 枚を隆鼻に利用した. まず鼻中隔尾側端の固定のために ANS を軟部組織の被覆を温存して露出した. ついで移植軟骨を ANS の形状に切り込み加工して, ANS に 4-0 PDS で back and forth suture[6] を 2 か所に行った.

次に extended spreader graft を行った. 元々の外鼻はやや左に向かう斜鼻変形があり, 右の graft が背側に突出するように配置した. 最後に左右の extended spreader graft の間に尾側端として移植した軟骨を挟み, up nose とならないように鼻尖が前尾側に突出するように固定した(図 17 右). 上外側鼻軟骨と鼻中隔軟骨(spreader graft 含め)を縫合固定し, 左右に剥離された鼻中隔軟骨膜を尾側端付近で移植軟骨を介して縫合固定した. 尾側端に移植した軟骨は columellar strut として鼻翼軟骨内側脚とともに縫合固定した. 鼻背には隆鼻目的で厚さ 1.5 mm の肋軟骨を移植した(図 17). この移植軟骨の頭側端は糸で顔面正中に誘導し, 鼻尖側は鼻中隔軟骨に縫合固定した. また余剰軟骨を用いて shield graft を行った. 最後に皮膚を縫合し手術を終了した.

術後 10 か月の現在鼻閉症状が消失し外鼻形態にも満足されている(図 18). 今回の手術では鼻中隔穿孔には手を加えておらず, 鼻閉改善は期待していなかったが, 手術によって弛緩していた鼻中隔粘膜が周囲に引き伸ばされて鼻中隔に十分な緊張を回復できたことが症状緩和の背景にあるのではないかと考えている.

まとめ

鼻は身体の中でも特に形態と機能が表裏一体の構造であることから, 外鼻形態だけでなく, 鼻内

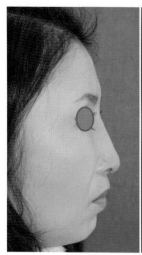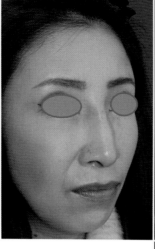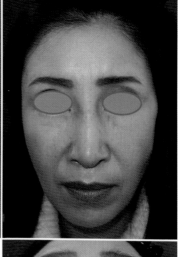

図 18.
症例 3：術後 10 か月の現在，鼻閉症状は改善
し形態的にも満足している．

構造にも目を向け，機能と整容の両立を目指すこ
とが重要である．また少しでも組織欠損が疑われ
る場合には強度や組織量に配慮し必要な移植材料
を選択して鼻の強度維持と十分な鼻腔通気機能の
改善を目指すことが大切である．

参考文献

1）宮脇剛司：第 2 章 5. 骨移植．形成外科手術手技
全書 Ⅱ形成外科の基本手技 2．47-54，克誠堂出
版，2017.

2）Sunwoo, W., et al.：Immunohistochemical Analy-
sis of Capsular Contracture in Silicone Implant
Rhinoplasty. Facial Plast Surg. 19：436-437,
2017.

3）Haneke, E.：Managing complications of fillers：
rare and not-so-rare. J Cutan Aesthet Surg. 8：
198-210, 2015.

4）林　みどりほか：潰瘍性大腸炎に伴う鞍鼻変形の
治療経験．日美外報．41：195-204，2018.

5）Chang, G., Jung, D.：A new classification system
of nasal contractures. J Cosmet Med. 1：106-
111, 2017.

6）宮脇剛司ほか：鼻中隔軟骨尾側端の重要性．日鼻
誌．57：637-646，2018.

PEPARS No.165：30-38, 2020

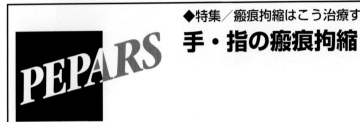

◆特集／瘢痕拘縮はこう治療する！

手・指の瘢痕拘縮

小川　令*

Key Words：肥厚性瘢痕(hypertrophic scar), 瘢痕拘縮(scar contracture), 植皮術(skin graft), Z 形成術(Z-plasty), 入れ換え皮弁(transposition flap)

Abstract　手・指の瘢痕拘縮の原因として最も多いのは熱傷だが，まず熱傷創が上皮化した後，瘢痕拘縮を予防することが最も大切であり，夜間の伸展固定に加え，適宜副腎皮質ステロイドテープ剤を用いる．瘢痕拘縮は，伸展刺激すなわち関節の運動で悪化する．副腎皮質ステロイドテープ剤，特に成人の場合はデプロドンプロピオン酸エステル製剤（エクラー® プラスター）を用いながら日中は自動運動，夜間は伸展固定をするとよい．このような保存的加療を 3 か月続けても悪化傾向がある時は手術した方がよいが，改善傾向が認められる場合は半年待って，その時の状態で判断するのがよい．手・指の瘢痕拘縮再建では，切除・縫縮できる幅の線状拘縮は Z 形成術や局所皮弁術，切除・縫縮できないものは植皮術，腱の露出を伴う場合は局所皮弁術や遠隔皮弁術，遊離皮弁術を行う．

はじめに

手・指の瘢痕拘縮の原因として最も多いのは熱傷だが，治療中どのタイミングで手術を決断するかの判断が難しい．まずは熱傷創が上皮化した後，瘢痕拘縮を予防することが最も大切であり，夜間の伸展固定に加え，適宜副腎皮質ステロイドテープ剤を用いる．瘢痕拘縮は，創部で続く炎症から起こる肥厚性瘢痕から生じる．この炎症を遷延させるものは伸展刺激であり，関節の運動である．単に固定するだけでは，手指の内在筋や腱の廃用性萎縮・関節拘縮につながるため，副腎皮質ステロイドテープ剤，特に成人の場合はデプロドンプロピオン酸エステル製剤（エクラー® プラスター）を用いながら日中は自動運動，夜間は伸展固定をするとよい[1])．このような保存的加療を 3 か月続けても悪化傾向がある時は手術した方がよ

いが，改善傾向が認められる場合は半年待って，その時の状態で判断するのがよい(図 1)．

術前評価

拘縮した状態で初診となった場合，術前に腱や腱膜などによる結合組織性拘縮，フォルクマン拘縮や廃用性萎縮による筋性拘縮，また痙性麻痺や反射性の筋緊張による神経性拘縮，さらには関節包内の異所性骨化などを鑑別・除外診断する必要がある．また，デュプイトレン拘縮や強皮症など，直接的な外傷に起因しない病変も鑑別する必要がある．そのため，必要があれば X 線撮影や MRI 撮影，血液検査や詳細な既往歴の聴取などを行う．しかし，一般的には皮膚のみの瘢痕拘縮が多い．

術式の選択

指に線状の拘縮を認める場合，5 mm 幅程度までは全切除して縫縮し，DIP や PIP の部位で Z 形成術を行うことで再建可能である．幅がさらに広い場合，瘢痕を分断して入れ換え皮弁(transposition flap)で再建したり，全切除して全層植皮を行

* Rei OGAWA, 〒113-8602　東京都文京区千駄木 1-1-5　日本医科大学形成外科，教授

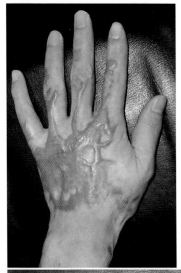

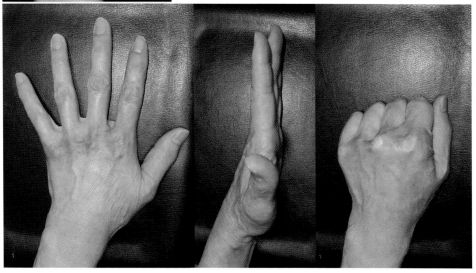

図 1. 手背および指の熱傷後瘢痕拘縮に対するデプロドンプロピオン酸エステルテープ(エクラー® プラスター)による治療
50 代女性の手背から指に及ぶ熱傷後肥厚性瘢痕を，拘縮は軽度であったため，デプロドンプロピオン酸エステルテープ(エクラー® プラスター)で治療した．4 年後まだ少し発赤が残るが，肥厚や拘縮は著明に改善した．
a：治療開始前
b：治療開始後 4 年

うのがよい．すでに何回か植皮を行っているのに拘縮が再発している場合，遠隔皮弁や遊離皮弁を行うことも考慮する．
　手背や手掌の場合は瘢痕が厚くて保存的加療が困難である部分のみを切除して全層植皮がよい．瘢痕が薄い部分はデプロドンプロピオン酸エステルテープでかなり改善する(図1)．熱傷が深くて腱が露出する場合は，遠隔皮弁あるいは遊離皮弁

を行う．

Z形成術

　瘢痕拘縮は指の伸縮運動の方向，長軸方向に線状に生じる．瘢痕の幅が縫縮できる程度の線状瘢痕を認めた場合，瘢痕を切除して Z 形成術で分断する．基本は 60°の Z 形成術であるが，拘縮が少し傾斜していれば，それに合わせて三角弁の角度

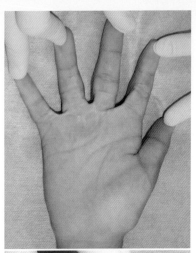

図 2.
指間から手指に連続する瘢痕拘縮の Z 形成術による再建
10 代男児，熱傷による瘢痕拘縮を Z 形成術にて再建した．手術翌日から，普通に手を洗い，10 日目に全抜糸した．術後 1 年で拘縮の再発を認めていない．
a：術前
b：瘢痕切除と Z 形成術のデザイン
c：瘢痕切除後
d：術直後
e：術後 1 年

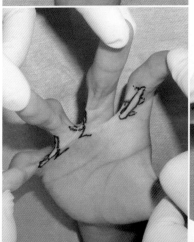
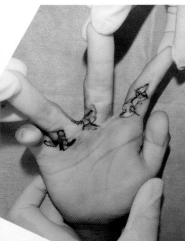
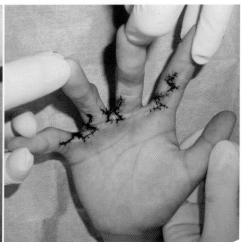

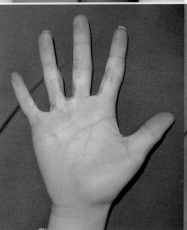
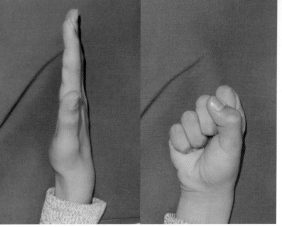

を調整し，皮弁が関節部の皺に合うようにデザインする（図 2）．

局所皮弁術

ある程度幅のある瘢痕があり，縫縮や Z 形成術が困難な場合，長軸方向に皮弁をデザインし，90°の入れ換え皮弁（transposition flap）をデザイン

し，拘縮を分断する（図 3）．指間の拘縮の場合は，正方弁法[2]など各種局所皮弁をデザインして拘縮を解除する（図 4）．皮膚茎皮弁は，術後徐々に正常皮膚が伸張し，拘縮が解除される[3]．術後の皮弁の伸展性を考えると，できる限り局所皮弁を選択して，どうしても皮膚が足りない時は，植皮術を行うとよい．

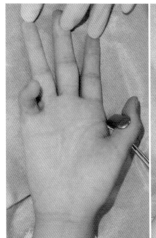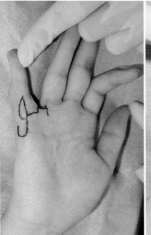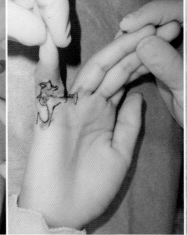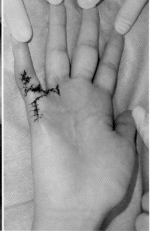

a | b | c | d
e

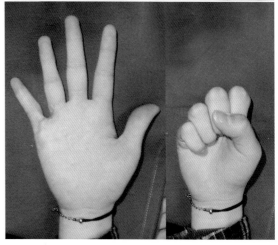

図 3.
右小指の熱傷後瘢痕拘縮に対する局所皮弁による再建
10 代女児，右小指の熱傷後瘢痕拘縮に対して局所皮弁で再建した．MP 関節部位を切開し拘縮を解除し，手掌尺側にデザインした入れ換え皮弁で再建した．小指の瘢痕を切除縫縮し，同時に第Ⅳ指間を手掌側にデザインした矩形皮弁で再建した．術後 1 年で屈曲拘縮は認めていない．
  a：術前
  b：局所皮弁と拘縮部位の切開デザイン
  c：術中
  d：術直後
  e：術後 1 年

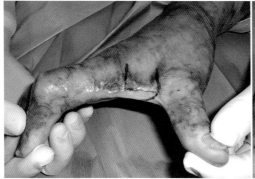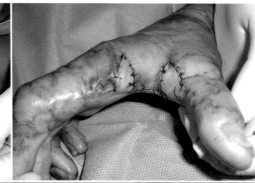

a | b
c

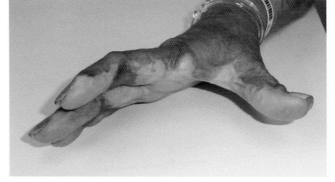

図 4.
指間の拘縮に対する正方弁法による再建
30 代男性，右手第Ⅰ指間の拘縮を解除するために正方弁法で再建した．術後正方弁の皮膚が伸展・伸張し，拘縮が完全に解除された．
  a：局所皮弁と拘縮部位の切開デザイン
  b：術直後
  c：術後 3 年

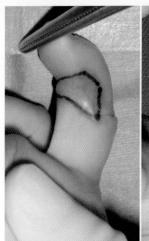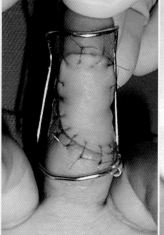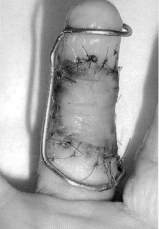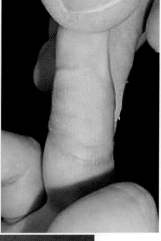

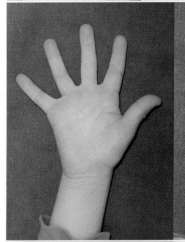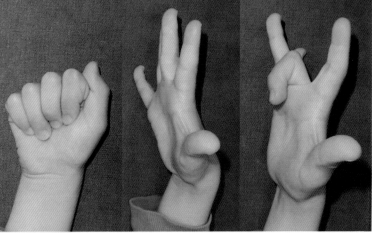

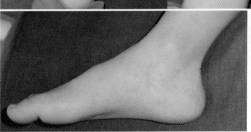

a | b | c | d
e
f

図 5.
右中指の熱傷後瘢痕拘縮に対する内顆からの全層植皮術による再建
男児の右中指の熱傷後瘢痕拘縮に対して内顆からの全層植皮術を
行った．術後 7 日でタイオーバーを除去し，植皮片が 100％生着して
いることを確認した．1 か月間夜間のみ副子固定を行った．術後 4 年
で，植皮片も成長しており，採皮部の瘢痕も目立たない．
　　　a：瘢痕切除のデザイン
　　　b：植皮片移植・ワイヤーフレーム外固定後
　　　c：術後 7 日
　　　d：術後 1 年半
　　　e：術後 4 年の植皮部
　　　f：術後 4 年の採皮部

植皮術

　植皮片の二次拘縮を予防するために，全層植皮
が第 1 選択となる（図 5，6）．小児の場合，採皮部
の第 1 選択は足の内顆（図 5），面積が大きい場合
は鼠径がよい．成人の場合は，鼠径（図 6）や上腕
内側（図 7）がよい．足底の非荷重部から採皮し，
手指や手掌に移植されると，角質の肥厚や質感の

違和感を訴える症例が多く，できるだけ足底の非
荷重部は用いない．
　指間に及ぶ瘢痕拘縮では，指間は局所皮弁で確
実に再建する（図 3-b）．手背や手掌健常皮膚が残
存していれば，それを矩形皮弁として指間に入れ
込むようにして再建することで，拘縮を予防でき
る．可動する指間が植皮になってしまうと，二次
拘縮が生じやすくなる．小児の手指の植皮では，

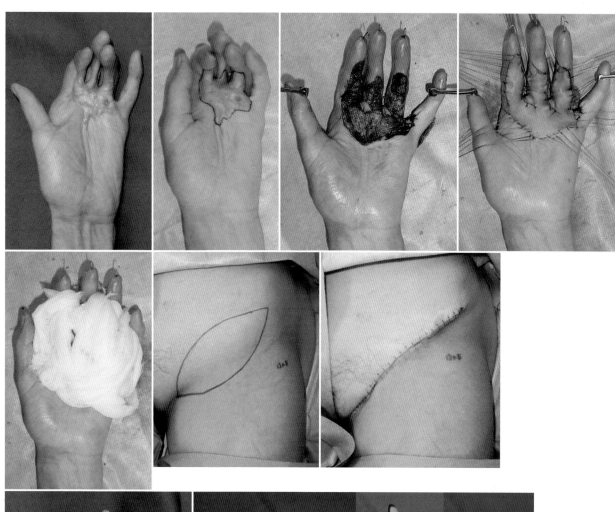

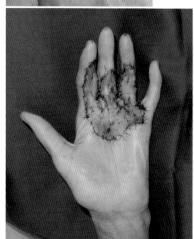
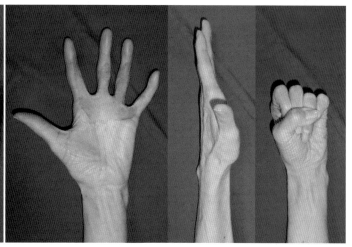

a	b	c	d
e	f	g
h	i

図 6. 手掌から手指に及ぶ瘢痕拘縮に対する全層植皮術による再建

60 代女性．保存的に治療された熱傷による瘢痕拘縮を，鼠径部からの全層植皮で再建した．術後 10 日でタイオーバーを除去，14 日目に全抜糸した．術後 3 年で拘縮の再発を認めていない．

a：術前　　　　　　　　　b：瘢痕切除のデザイン
c：瘢痕切除後　　　　　　d：植皮片の移植後
e：タイオーバー固定後　　f：左鼠径の採皮部デザイン
g：採皮部の縫合後　　　　h：術後 14 日抜糸時
i：術後 3 年

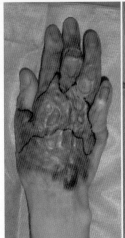
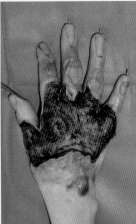
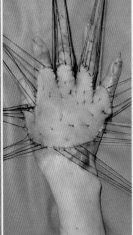
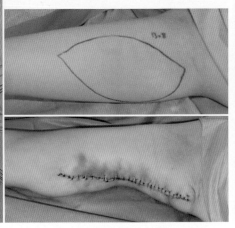

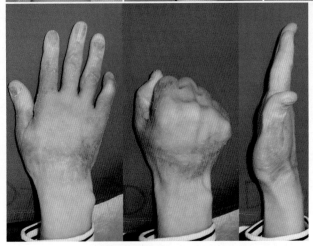

a	b	c	d
			e
f			

図 7. 手背の瘢痕拘縮に対する前腕内側からの全層植皮
による再建
30代女性，保存的に治療された熱傷による瘢痕拘縮を，
前腕からの全層植皮で再建した．術後10日でタイオー
バーを除去，14日目に全抜糸した．術後2年で拘縮の再
発を認めていない．
　a：術前
　b：瘢痕切除後
　c：植皮片の移植後
　d：前腕内側の採皮部デザイン
　e：採皮部の縫合後
　f：術後2年

屈曲の力は大きくないため，ピンニングはせず，
ワイヤーフレーム[4)5)]を作成し，指関節と植皮片を
同時に固定するとよい(図5-b，c)．
　植皮の移植床への縫着は，確実に止血した上
で，細い糸で隙間なく縫合していく．1つの指の
中で植皮が2枚になってしまうと，植皮同士の接
合部に瘢痕を生じてしまうため，大きな1枚の植
皮で再建する．端から縫着していき，その都度剪
刀で形状を整えながら，1枚の植皮片で全体を被
覆する(図6-d)．全周を縫合したら，植皮片が浮
かないように必要があればアンカー縫合を行い
しっかりと隅々まで圧がかかるようにタイオー
バー固定をする．最後まで気を抜かずに丁寧に手
術することで100%の生着が得られる．

遠隔皮弁術

　拘縮が皮膚や皮下組織のみならず，腱が露出す

るような深くまた広い拘縮の場合，遠隔皮弁を用
いる場合がある．腹部や鼠径部に遠隔皮弁をデザ
インする場合，指1本1本に併せて小さい皮弁を
作成し，移植することが可能である(図8)．この
場合，皮弁の辺縁が拘縮ラインに一致しないよう
に，レシピエントの形をジグザグにするなどの工
夫も有用である．

術後管理

　再拘縮を予防するためには，手指の安静・固定
が必要であるが，機能的回復を目的としたリハビ
リテーションと相反する．そこで，日中は，自動
運動をするとともに副腎皮質ステロイドテープ剤
(強い効果の得られるデプロドンプロピオン酸エ
ステル製剤：エクラー® プラスター)を貼付し，夜
間は高価なスプリントを作成しなくとも，木製の
舌圧子やアイスクリームのスプーンを利用して，

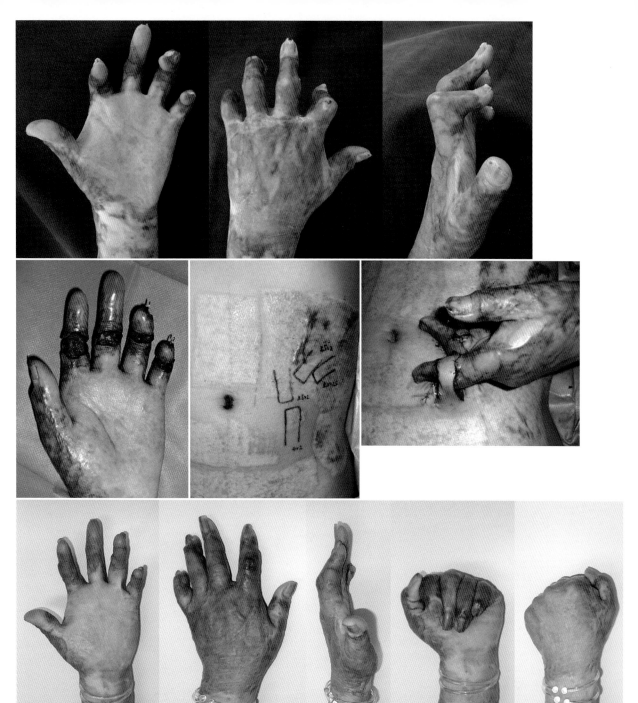

図 8. 遠隔皮弁術による再建
30代男性，他院における複数指の植皮術後の再拘縮に対し，遠隔皮弁で再建した．
皮弁の切り離しに2週間を要したが，1本1本の指の創に合わせて皮弁をデザイン
した．

a：術前　　　　　　　　b：瘢痕切除後
c：腹部皮弁のデザイン　　d：皮弁術直後
e：術後2年

簡易スプリントを作成して伸展固定する.

まとめ

　手・指の瘢痕拘縮治療では，まず熱傷創が上皮化した後，瘢痕拘縮を予防することが最も大切であり，夜間の伸展固定に加え，適宜副腎皮質ステロイドテープ剤を用いる．手術になった場合は，術後の再拘縮を予防するために，最適な術式を選択することが大切である．全層植皮では指間を皮弁で再建した上で，1枚の植皮を用いるとよい．局所皮弁は術後皮膚が伸展して拘縮解除効果の高い皮膚茎皮弁を用いる．

参考文献

1) Goutos, I., Ogawa, R.：Steroid tape：A promising adjunct to scar management. Scars Burn Heal. **3**：2059513117690937, 2017.
2) Huang, C., Ogawa, R.：Three-dimensional reconstruction of scar contracture-bearing axilla and digital webs using the square flap method. Plast Reconstr Surg Glob Open. **2**(5)：e149, 2014.
3) Yoshino, Y., et al.：Extension of flaps associated with burn scar reconstruction：A key difference between island and skin-pedicled flaps. Burns. **44**(3)：683-691, 2018.
4) Ogawa, R., et al.：Three-dimensional external wire frame fixation of digital skin graft. Plast Reconstr Surg. **119**(1)：440-442, 2007.
5) Huang, C., et al.：External wire-frame fixation of digital skin grafts：A non-invasive alternative to the K-wire insertion method. Burns. **40**(5)：981-986, 2014.

PEPARS No.165：39-49, 2020

◆特集／瘢痕拘縮はこう治療する！

上肢の瘢痕拘縮

小野　真平*

Key Words : 上肢(upper limb)，瘢痕拘縮(scar contracture)，皮弁(flap)，植皮(skin graft)

Abstract　　瘢痕拘縮の本質は皮膚の不足であり，拘縮を解除すると不足分が欠損として生じる．欠損を被覆するための術式(皮弁や植皮)を選択する際に，“瘢痕拘縮の次元分類”が有用である．瘢痕拘縮を表層と深層，線状と面状に分け，type 1(表層に限局する線状の瘢痕拘縮)，type 2-s(表層に限局する面状の瘢痕拘縮)，type 2-d(深層まで達する線状の瘢痕拘縮)，type 3(深層まで達する面状，つまり立体状の瘢痕拘縮)に分類した．Type 1 と type 2-d は線状瘢痕のため瘢痕を切除し直線状に縫縮後，z-plasty やその変法で拘縮を解除する．Type 2-s は小欠損では局所皮弁，中欠損では穿通枝皮弁，大欠損では遊離皮弁や遠隔皮弁が適応となる．Type 2-s は欠損床の血行は良好なため，欠損の大きさに関わらず全層植皮もよい適応となる．Type 3 では皮膚から軟部組織にかけての深達性の拘縮を解除すると血行不良な重要構造物(腱，関節，骨など)が露出する可能性が高いため，植皮ではなく皮弁による手術計画を立てる．

緒　言

　皮膚は外傷や熱傷で損傷されると，最終的に瘢痕組織に置き換えられる．修復された直後の瘢痕は炎症細胞浸潤や血管新生により赤色を呈しており，その後，炎症の沈静化とコラーゲンの架橋が進むにつれ白色の成熟瘢痕に至る．この瘢痕の修復～成熟過程において真皮網状層に張力がかかると炎症が持続・増強し異常瘢痕(肥厚性瘢痕やケロイド)が発生することがわかってきた[1]．一方，瘢痕拘縮は「瘢痕が原因となり関節可動域制限を生じること」と定義される．そのため関節自体が拘縮する関節拘縮とは区別される(瘢痕拘縮に関節拘縮を合併することはある)．四肢は関節が多数あり，特に関節上の長軸方向の瘢痕は瘢痕拘縮をきたしやすい(図1)．瘢痕拘縮の治療は手術を要することが多く，長期間に及ぶリハビリテーションや後療法を要するため，予防するに越した

* Shimpei ONO, 〒113-8603　東京都文京区千駄木 1-1-5　日本医科大学付属病院形成外科・再建外科・美容外科，准教授

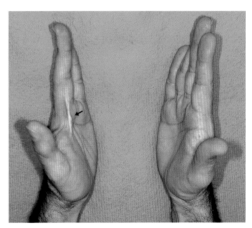

図 1．手指の関節を長軸方向にまたぐ瘢痕拘縮
　　　四肢では関節を長軸方向にまたぐ瘢痕は瘢痕拘縮をきたしやすい(黒矢印)．

ことはない．予防のためには，創治癒過程において，(a)化膿させない，(b)創を早期に閉鎖する，(c)良肢位で固定する，の3点が重要である．しかし創が広く，深く，関節上にあればどんなに予防したとしても瘢痕拘縮をきたしてしまう．本稿では，上肢の瘢痕拘縮の治療戦略を実際の症例を提示しながら解説する．

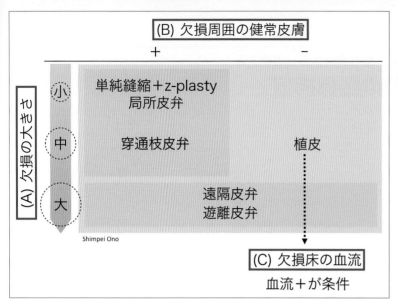

(B) 欠損周囲の健常皮膚		
+		−
小	単純縫縮＋z-plasty 局所皮弁	
中	穿通枝皮弁	植皮
大	遠隔皮弁 遊離皮弁	

Shimpei Ono

(A) 欠損の大きさ

(C) 欠損床の血流
血流＋が条件

図 2.
瘢痕拘縮解除後の欠損に対する再建法の選択
（A）欠損の大きさ，（B）欠損周囲の健常皮膚の有無，（C）欠損床の血流の有無，の3つの軸で考える．欠損の大きさを小中大で分け，欠損周囲に健常皮膚がある小〜中欠損の場合は，極力，単純縫縮＋z-plasty，局所皮弁，穿通枝皮弁を選択したい．大欠損では，遠隔部からの皮膚の移植になるため，遠隔皮弁・遊離皮弁や植皮が治療選択肢となる．植皮は（A），（B）の条件に関わらず選択可能であるが，（C）欠損床の血流が良好であることが条件となる．

上肢の瘢痕拘縮の治療戦略

　瘢痕拘縮の本質は皮膚が足りないことである．そのため拘縮ラインを解除すると，不足分が欠損として生じる．この欠損を瘢痕拘縮が再発しないように，かつ，美しく再建することが求められる．上肢の瘢痕拘縮の治療において，可能であれば植皮よりも局所の健常皮膚を用いた皮弁（局所皮弁や有茎穿通枝皮弁）による再建が望ましい．植皮は二次収縮（移植した植皮片が将来的に縮まること）の問題を避けては通れず，瘢痕拘縮が再発する可能性がある．特に植皮片が薄ければ薄いほど二次収縮は生じやすいため，瘢痕拘縮を植皮で治療する際には全層植皮を原則とする．また，鼠径部や下腹部など上肢以外の部位から採皮して植皮した場合は，皮膚の色や質感において少なからず違和感が生じる．一方で，拘縮ライン解除後の欠損に皮弁を挟み込むと，皮弁は伸展刺激により長軸方向に徐々に引き伸ばされるため[2]，瘢痕拘縮の再発をきたしづらい．さらに局所皮弁や有茎穿通枝皮弁を選択することで，欠損周囲の類似した組織（similar tissue）を用いた再建が可能となるため，機能と整容の両面で満足度の高い治療アウトカムを得ることができる．また植皮ではなく皮弁を選択することで，タイオーバー固定中の安静が不要となるため，術後早期からリハビリテーションを開始できる．さらに将来的に腱剥離術や関節授動術が必要になった際も，浅層の皮膚が皮弁で再建されている方が最終的な治療成績がよい．

　しかし，この術式が選択できるのは欠損が小〜中程度で，欠損周囲に健常皮膚が残っている場合に限定される（図2）．瘢痕拘縮解除後の欠損に対する再建法の選択においては，（A）欠損の大きさ，（B）欠損周囲の健常皮膚の有無，（C）欠損床の血流の有無，の3つの軸で考えると理解しやすい．まず各部位（肘関節，手関節など）での欠損の大きさを「小，中，大」で判定する．この欠損の大きさの分類は，欠損の計測値（cm）が重要ではなく，同じ2 cmの欠損でも解剖学的部位によってその判定は異なる．つまり，手部にある2 cmの欠損は小欠損，指部の2 cmの欠損は大欠損と判定される．欠損周囲に健常皮膚が残っている場合，小欠損に対しては単純縫縮にz-plastyや局所皮弁が第一選択となる．直線状に単純縫縮したうえで，小さなz-plastyを1〜数か所追加する．単純縫縮することで手術痕が長くなりすぎたり，変形をきたす可能性がある場合は局所皮弁を選択する．特に横転皮弁を90°回転して拘縮ライン分断後の欠損に挟み込む術式が有効である．いずれも拘縮ラインに正常皮膚を挟み込むことによって分断していると考えるとわかりやすい．周囲に健常皮膚が残っている中欠損に対しては，有茎穿通枝皮弁（or区域皮弁）を選択する．穿通枝皮弁は主幹動脈を犠牲にしない低侵襲な術式である．穿通枝を含

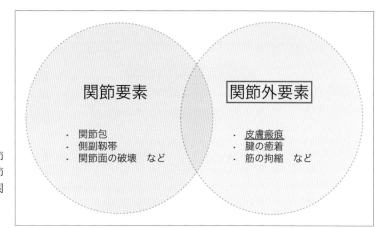

図 3.
拘縮の原因
関節そのものに原因がある場合（関節
要素）と関節外に原因がある場合（関節
外要素）に大別できる. 瘢痕拘縮は関
節外要素である皮膚に原因がある.

関節要素
・ 関節包
・ 側副靱帯
・ 関節面の破壊　など

関節外要素
・ 皮膚瘢痕
・ 腱の癒着
・ 筋の拘縮　など

んでプロペラのように皮島を回転することで, 皮
弁の血流が安定するとともに皮弁の被覆可能範囲
が広がった. 大欠損では, 局所での皮膚の移動を
諦め, 遠隔皮弁や遊離皮弁を選択する.

　一方, 欠損周囲に健常皮膚がない場合（全身熱
傷後の瘢痕拘縮など）は欠損の大きさに関わらず,
第一選択は植皮となる（図2の右側）. ここで注意
すべき点は, 植皮の生着は下床からの血行に依存
するため, 血流が不良な重要構造物（腱, 関節, 骨
など）が露出するような創傷には適応外となる.
熱傷が原因の瘢痕拘縮症例の多くは, 下床の血流
は問題ないことが多い. しかし, 瘢痕が深達性（軟
部組織まで損傷が及ぶような重度外傷例）であっ
たり, 周囲の血行が不良な場合（放射線照射後な
ど）は, 欠損の大きさに関わらず遊離皮弁や遠隔
皮弁を選択する.

瘢痕拘縮の治療に必要な診察・基本手技・後療法

1. 拘縮の原因を明確にする

　拘縮の原因を明確にしないと治療方針を計画で
きない. 拘縮の原因は, 関節そのものに原因があ
る場合（関節要素）と関節外に原因がある場合（関
節外要素）に大別できる（図3）. 関節要素は関節の
構成組織である関節包, 側副靱帯, 関節面などが
原因となる. 関節外要素は, 皮膚瘢痕, 腱の癒着,
筋の拘縮などが挙げられる. 関節要素と関節外要
素を併せ持つような病態があり, 皮膚から関節ま
でが深達性に損傷された重度外傷例や瘢痕拘縮が
重度な故に二次的に関節拘縮をきたした例などが
該当する. 拘縮の原因が皮膚のみだと思い込み,

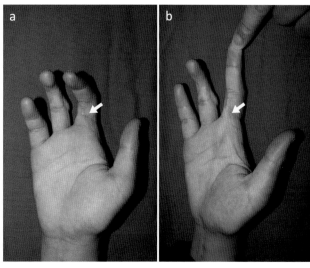

図 4. 瘢痕拘縮の臨床所見
瘢痕拘縮では関節を他動伸展すると（皮膚を他動伸張する
と）瘢痕が蒼白になる（白矢印）.
a：安静時
b：瘢痕拘縮が存在する指を他動伸展した時

植皮の予定で瘢痕を切除したところ, 思いのほか
深部の拘縮が強く, 術中に皮弁に変更することは
避けたい. 関節拘縮と瘢痕拘縮の鑑別には2つの
チェック項目がある. 1つ目は, 瘢痕拘縮では皮
膚を他動伸張すると皮膚が蒼白になる（図4）. 2つ
めは, 瘢痕が緩むような肢位にして, 評価したい
関節の自動・他動関節可動域を評価する. 例えば,
図4のようにPIP関節の拘縮の原因が瘢痕拘縮で
ある場合, MP関節を屈曲位にすると掌側の皮膚
がゆるみ, PIP関節を容易に伸展できるようにな
る. 一方, PIP関節の関節拘縮では皮膚を緩めた
ところでPIP関節は自動・他動いずれでも伸展で

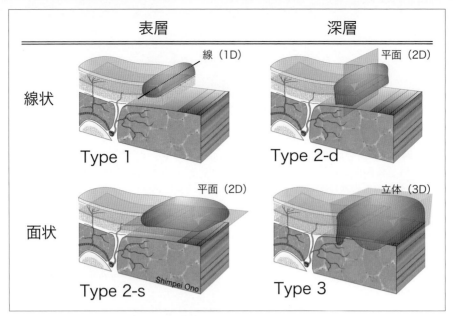

図 5. 瘢痕拘縮の次元分類(小野)

拘縮が表層に限局する場合(左列)は，線状(Type 1)と面状(Type 2-s)に，拘縮が深層まで及ぶ場合(右列)は，同じく線状(Type 2-d)と立体(Type 3)に分類できる．Type 3 は瘢痕拘縮だけでなく関節拘縮を合併していることがある．
1D：1次元，2D：2次元，3D：3次元

きない．本稿では瘢痕拘縮に焦点を絞って解説をする．

2．瘢痕拘縮の分類

瘢痕拘縮の治療計画を立てるうえで，瘢痕拘縮を形態学的に1〜3次元に分類して考えるとわかりやすい(図5)．拘縮が表層に限局する場合(図5の左列)は，線状(type 1)と面状(type 2-s)に，拘縮が深層まで及ぶ場合(図5の右列)は，同じく線状(type 2-d)と立体(type 3)に分類できる．Type 1 は軽症の切り傷，type 2-s は熱傷(II度)，type 2-d は関節にアプローチする手術，type 3 はプレス損傷などの深達性外傷で生じやすい．Type 3 は瘢痕拘縮だけでなく関節拘縮を合併していることがある．拘縮切除後に血流不良な重要構造物(腱，関節，骨など)が露出する可能性があるため皮弁で被覆する手術計画を立てる．

3．瘢痕拘縮の解除

瘢痕周囲に十分な健常皮膚がある場合は瘢痕を可及的に切除するが，余裕がない場合，瘢痕は無理に切除せず，拘縮が最も強い部分で長軸方向の拘縮ラインを短軸方向に分断するように瘢痕を切離する(図6)．特に指の掌側の瘢痕拘縮ラインを

解除する場合，移植した皮膚の背側辺縁が側正中線に一致する，もしくは側正中線の背側に越えてzig-zag になるような欠損にすると瘢痕拘縮の再発を予防できる(図7)．さらに指・手部掌側の皮線を直交するような長軸(縦)方向の創縁は肥厚性瘢痕化し，瘢痕拘縮再発の原因となる．そのため，この部位で zig-zag になるように皮膚を配置したり，小さな z-plasty を加えるようにする．もう1点大切なのは，拘縮を切除する際に，表層だけでなく深層にも拘縮の原因となる病変が残っていないか確認し，病変が残存していればそれ健常組織が露出するまで切除する．この際に，神経血管束を温存し，不必要に腱鞘を開放しないように拡大鏡(ルーペ)下で縦方向の線維状索状物を慎重に切離または切除する．拘縮の原因となっている瘢痕の取り残しは，手術の侵襲も加わって瘢痕拘縮をさらに悪化させる可能性があることを念頭に置いて手術に臨む．

4．皮膚移植(皮弁・植皮)

前述(図5)の type 1(表層に限局する線状の瘢痕拘縮)，type 2-d(深層まで達する線状の瘢痕拘縮)では，周囲の皮膚に余裕があるため，瘢痕を取

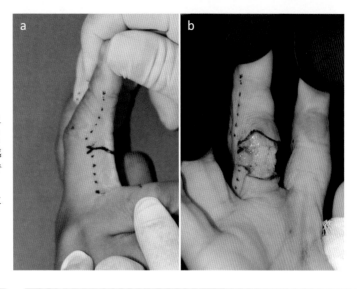

図 6.
手指の瘢痕拘縮ラインの解除
拘縮ラインを分断すると皮膚欠損が生じる。瘢痕拘縮が強いほど欠損面積は大きくなる。皮膚切開は側正中線（点線）をやや越える位置まで行い，Y 字に切開することで創縁が zig-zag になり，再拘縮を予防する。欠損床は健常組織が確認されるまで十分に瘢痕組織を切離・切除する。
　a：皮膚切開のデザイン
　b：拘縮ライン分断後

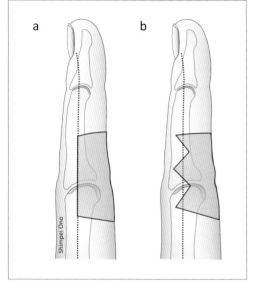

図 7．指の瘢痕拘縮解除後の欠損創
指の掌側の瘢痕拘縮ラインを解除する場合，移植した皮膚（青）の背側辺縁が側正中線（点線）に一致，もしくは側正中線をまたいで zig-zag になるような欠損にする。
a：移植皮膚の背側辺縁が側正中線に一致
b：移植皮膚の背側辺縁が側正中線をまたいで zig-zag になるようデザインする。

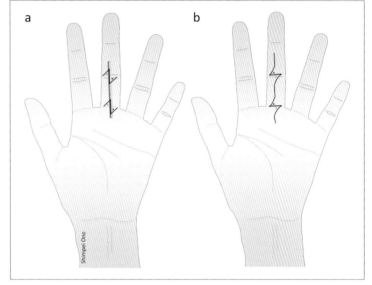

図 8．指の皮線を垂直にまたぐ線状瘢痕
a：皮線を垂直にまたぐ線状瘢痕は肥厚性瘢痕化しやすいため皮線部に z-plasty を加える。
b：Z-plasty 後の横の縫合線が皮線に一致するようにデザインする。

り残しのないように切除し直線状に単純縫縮した後，z-plasty を追加する。なお z の角度は 60° を基本とする。Z-plasty は拘縮ラインに健常な皮膚を両側から挟み込むと考えるとわかりやすい。Z-plasty を追加する部位は周囲の皮膚の余剰，瘢痕の有無を考慮し，瘢痕部は避けた方が望ましい。また皮線を垂直にまたぐ線状瘢痕は肥厚性瘢痕化

し瘢痕拘縮をきたしやすいため z-plasty を積極的に追加する。Z-plasty 後の横の縫合線が皮線に一致するようにするとよい（図 8）。しかし，z-plasty 1 個で延長できるのは z の 1 辺の長さ×1.7 程度である。そのため，瘢痕拘縮が強い場合は，複数の z-plasty を加える（z の 1 辺を大きくしてもそれに比例して延長効果が得られるわけではなく，か

えって手術痕も目立つ）．さらに瘢痕拘縮が強い症例では multiple z-plasty, 4 flap z-plasty, 5 flap z-plasty, square flap method など，より延長効果の高い術式選択を考慮する．

　Type 2-s（表層に限局する面状の瘢痕拘縮）では，面状の瘢痕拘縮の大きさによって術式を選択する．小欠損に対しては単純縫縮＋z-plasty や局所皮弁がよい適応である．やや幅のある帯状瘢痕では拘縮ラインを分断して，生じた欠損に横転皮弁を 90°回転して挟み込む術式が有効である．中欠損に対しては穿通枝皮弁が有用であり，特に上肢は先細り構造をしているため，皮膚の余っている中枢側から欠損が位置する末梢側にプロペラ状に皮島を回転する術式が有用である[3)4)]．また，関節部を局所皮弁や穿通枝皮弁で被覆し，関節部以外を植皮で被覆する方法も選択肢の 1 つである．Type 2-s は瘢痕が浅層に限局しているため，瘢痕拘縮解除後の欠損床の血行は確保されている．そのため，植皮が選択されることが多いが，遊離皮弁を選択してもよい．

　Type 3（深層まで達する立体状の瘢痕拘縮）は瘢痕拘縮の分類において最重症型である．瘢痕拘縮を解除すると血行不良な重要構造物（腱，関節，骨など）が露出する可能性が高く，植皮は選択しづらい．欠損が小さければ，単純縫縮や局所皮弁，中程度であれば穿通枝皮弁，大きければ遊離皮弁や遠隔皮弁の適応となる．

　以上，皮弁再建に関して解説したが，図 2 に示した通り，欠損床の血流さえよければ，欠損の大きさにかかわらず植皮術の適応となる．また，前述のように関節部や重要構造物が露出する部位のみを皮弁で被覆して，残りを植皮で被覆する術式も有用である．瘢痕拘縮における植皮術は，全層植皮を基本とする．手指・手の掌側の欠損に対して植皮する場合，手指・手の掌側から採皮することが理想的であるが，採皮量には制限がある．採皮部としては，母指球や小指球から分層採皮したり，手関節尺側・母指基部掌側・手掌皮線・側正中線に縫合創を一致させるように紡錘形に全層採

皮する方法が報告されている．その他のドナーとしては，類似した皮膚が採取可能な脛骨内果下部や足底非荷重部（土踏まず）が選択されることが多い．手関節や肘関節では，ある程度の大きさの植皮片が必要になることが多く，採皮部として上腕内側，鼠径部，下腹部などを選択する．欠損の大きさが確定したら，滅菌手袋の包紙や滅菌フィルムを用いて採型する．ピンチテストで単純縫縮が可能な皮膚の幅を確認し，紡錘形を作図する．理想的には欠損を 1 枚の皮膚で被覆することを心がける（植皮が複数になると植皮同士の接合部に瘢痕が生じるため）．植皮片を移植床にあてがい，タイオーバー固定を行う．タイオーバー時に植皮片にかかる圧を均等にすることが大切であり，1 cm程度の間隔で糸をかけていく．必要があれば植皮片が浮かないようにアンカー縫合を追加する．その後，さばき綿球やさばきガーゼを植皮片より一回り大きくなるように置き，タイオーバー糸を一対ごとに束にしたさばき綿球・ガーゼの上で結ぶ．この際に，力まかせにタイオーバー糸を結ぶのではなく植皮片にかかる圧を考えながら植皮片と移植床がずれない必要最小限の圧で固定する．

5．後療法

　瘢痕拘縮の解除後は治療対象の関節を矯正位で保持する．例えば PIP の屈曲拘縮では伸展位で保持をする．矯正のためには，ギプス副子（オルソグラス®）やアルミニウム副子（アルフェンス®）などの外固定材料を用いることが多いが，症例（外固定の装着が難しい小児例など）によってはキルシュナー鋼線で関節を矯正位で一時的に固定することもある．鋼線の刺入期間は必要最小限にしないと関節拘縮の原因となるため，術後 1～2 週間で抜去する．術直後は患肢の冷却と挙上を行い，患肢の挙上は術後 1～2 週間は徹底する．また，皮膚の生着や創の安静のために治療対象の関節は固定をしたうえで，動かせる関節は術後早期から軽い自動運動を開始することで，リンパや静脈の還流を促し，患部の浮腫を予防する．術後 1～2 週で皮膚の生着を確認したら，可能であれば作業療法士

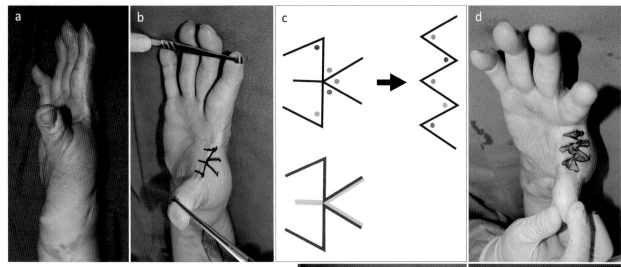

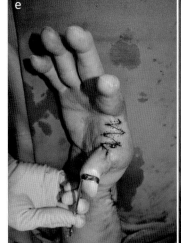

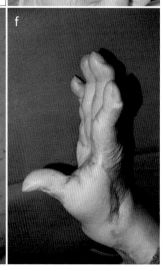

図 9.

症例 1：49 歳，女性，右第 1 指間瘢痕拘縮

   a：右第 1 指間の瘢痕拘縮（Type 1：表層に限局する線状の瘢痕拘縮）

   b：Z-plasty のみでは拘縮が解除しきれないと考え 5 flap z-plasty を選択した．その他，square flap method もよい適応であると考える．

   c：5 flap z-plasty は z-plasty 2 個（赤線）と Y-V flap（黄線）の組み合わせと考えるとわかりやすい．

   d：適切な皮弁がデザインされていれば，皮膚切開をして拘縮を解除した段階で，皮弁は移動させたい位置に自然に移動する．

   e：術直後

   f：術後 6 か月

（ハンドセラピスト）介入のうえ，対象関節のリハビリテーションを開始する．具体的には，患者が痛みを感じない程度の負荷で，頻回に（1 時間に 5 分程度），関節の自動・他動運動を行う．術後 1 か月まではリハビリ時以外は副子固定を継続し，その後は固定は夜間のみとし，日中は制限なく使用許可する．夜間の副子固定は最低でも術後 3 か月まで継続する．きずあとにわずかでも硬結を認めたら，直ちに夜間のステロイドテープ（エクラー® プラスターやドレニゾン® テープ）の貼付を開始する．もちろん日中も貼付可能であるが，手が洗浄しづらく，手指の動きによりテープがすぐに剝がれてしまうため夜間貼付を推奨している．手指の浮腫が強い症例では，自着性弾力包帯（コーバ

ン™）を併用し，拘縮の再発を予防する．瘢痕拘縮の治療においては手術と同じぐらい後療法が大切であることを強調したい．

症　例

  症例 1：49 歳，女性，右第 1 指間瘢痕拘縮（図 9）

  症例 2：3 歳，男児，右中指瘢痕拘縮（図 10）

  症例 3：35 歳，男性，右小指瘢痕拘縮（図 11）

  症例 4：21 歳，女性，右母指・手関節・肘関節瘢痕拘縮（図 12〜14）

  症例 5：29 歳，男性，右手関節瘢痕拘縮（図 15）

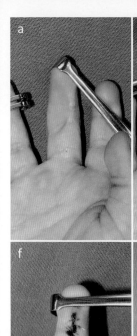
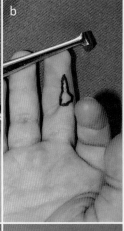
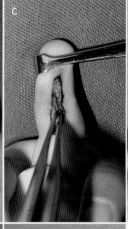
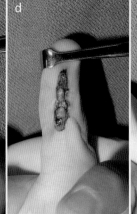
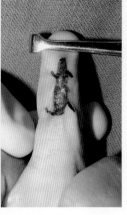
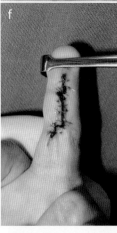
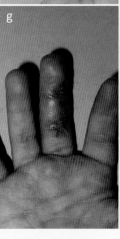
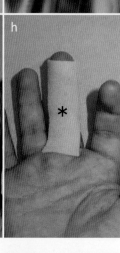

図 10.
症例 2：3 歳，男児，右中指瘢痕拘縮
　a：右中指の熱傷瘢痕拘縮（Type 1：表層に限局する線状の瘢痕拘縮）
　b：瘢痕拘縮の原因となっている瘢痕の境界をマーキング
　c：瘢痕を切除したが深部にはまだ線維性索状物を認める.
　d：上記の索状物を切除
　e：DIP 関節と PIP 関節の皮線部に z-plasty を 1 個ずつデザイン
　f：術直後
　g：術後 1 か月（やや硬結を認める）
　h：夜間のみステロイドテープ（エクラー® プラスター：＊）を貼付

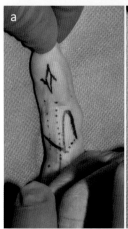
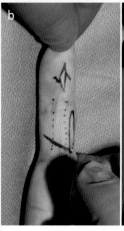
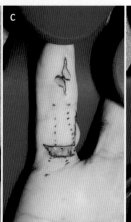
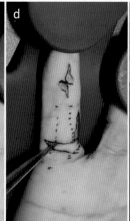
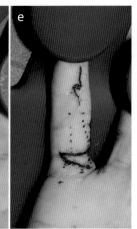
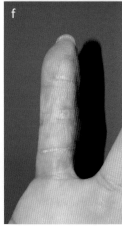

図 11.
症例 3：35 歳，男性，右小指瘢痕拘縮
　a：術前斜位像：指掌側にやや幅のある拘縮バンドを認める. 遠位は Type 1（表層に限局する線状の瘢痕拘縮）に対して z-plasty，近位は Type 2-s（表層に限局する面状の瘢痕拘縮）に対して PIP 関節レベルで横転皮弁を作図した.
　b：術前正面像
　c：遠位の z-plasty は自然に三角弁が移動した. 近位の拘縮バンドを分断すると幅 5 mm の皮膚欠損が生じた.
　d：横転皮弁を欠損部に挟み込んだ.
　e：術直後
　f：術後 1 年：拘縮バンドの瘢痕は切除せずとも，分断して皮弁を挟み込むことで拘縮は徐々に解除される.

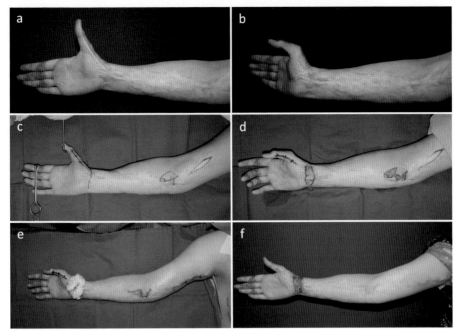

図 12. 症例 4：21 歳，女性，右母指・手関節・肘関節瘢痕拘縮

a：術前正面像：右母指〜手関節〜肘関節にかけての長軸方向の長い拘縮ライン・バンドを認める.

b：手関節を背屈すると母指と肘関節は伸展不全をきたす

c：術前デザイン：母指は単純縫縮＋z-plasty 3 個，手関節は全層植皮，肘関節は横転皮弁を選択した.

d：拘縮ライン・バンドを解除直後：母指〜肘関節にかけての長い拘縮を 3 か所で分断していることになる.

e：術直後

f：術後 2 週間

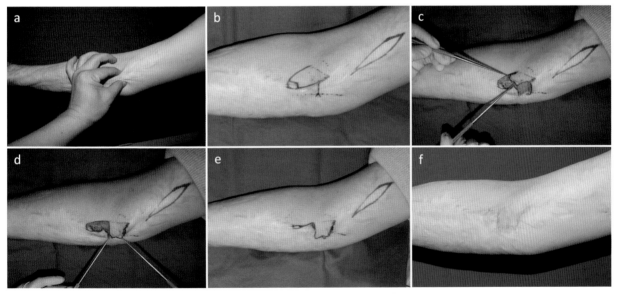

図 13. 症例 4（図 12）の症例の肘関節

a：拘縮の原因となっている瘢痕はやや幅がある（Type 2-s）が，周囲に健常皮膚があり局所の皮膚の移動で拘縮を解除可能と判断した.

b：横転皮弁のデザイン：皮弁先端が U 字ではなく M 字のデザインとした（皮弁の先端が上肢の長軸方向と平行な直線にならないようにするため）.

c：皮弁挙上時：皮弁基部の皮下脂肪は必要最小限の剝離に留め，皮弁末梢の血流を損なわないようにする.

d：皮弁を 90°反時計回りに移動して拘縮解除後の欠損部に挟み込んだ.

e：皮弁採取部は単純縫縮した. 皮膚に余裕があればここにも小さな z-plasty を加えてもよい.

f：術後 2 週間

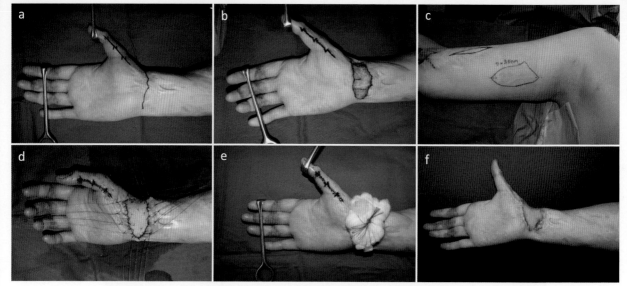

図 14. 症例 4(図 12)の症例の母指・手関節

a：術前デザイン：母指は Type 1 で単純縫縮＋z-plasty 3 個，手関節は Type 2-s で
　全層植皮の方針とした.
b：拘縮解除後：手関節には幅 3.5 cm の皮膚欠損が生じた.
c：右上腕内側から全層採皮した.
d：植皮片を欠損に移植し縫着した.
e：3-0 バイクリル® とさばき綿球で均等に圧がかかるようにタイオーバーした.
f：術後 2 か月：母指は自動運動で完全伸展できるようになっている.

結　論

　上肢の瘢痕拘縮の治療戦略を解説した．上肢は
多くの関節を有し，関節上の長軸方向の瘢痕は瘢
痕拘縮をきたしやすい．瘢痕拘縮の再建に際して
は，(A)欠損の大きさ，(B)欠損周囲の健常組織の
有無，(C)欠損床の血流の有無，の 3 点を確認し
たうえで，"瘢痕拘縮の次元分類"に基づいて適切
な治療法を選択することが求められる.

参考文献

1) 小川　令：【ケロイド・肥厚性瘢痕の治療—我が
施設(私)のこだわり—】＜外科的治療編＞ケロイ
ド・肥厚性瘢痕に対する外科的治療のトピックと
今後の展開—張力の制御がケロイド・肥厚性瘢痕
の治癒を促す—. PEPARS. **117**：48-56, 2016.
2) Yoshino, Y., et al.：Extension of flaps associated
with burn scar reconstruction：A key difference
between island and skin-pedicled flaps. Burns.
44：683-691, 2018.
3) Ono, S., et al.：Clinical applications of perforator
based propeller flaps in upper limb soft tissue
reconstruction. J Hand Surg Am. **36**：853-863,
2011.
4) Ono, S., et al.：Microsurgical flaps in repair and
reconstruction of the hand. Hand Clin. **33**：425-
441, 2017.

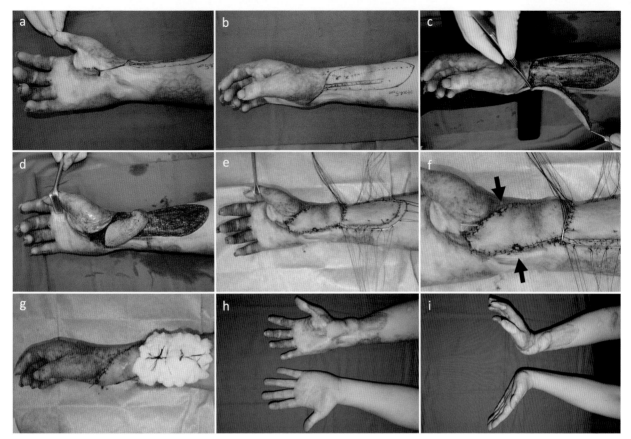

図 15. 症例 5：29 歳, 男性, 右手関節瘢痕拘縮

a ：術前デザイン：右手関節から母指にかけての Type 3(深層まで達する立体状の瘢
　痕拘縮)

b ：拘縮の原因となっている面状瘢痕は深部まで達する立体状であった. 前腕遠位に
　健常皮膚が残っていたため橈骨動脈穿通枝プロペラ皮弁をデザインした.

c ：皮弁挙上時

d ：皮島を 150° 時計回りに回転して欠損に移植した.

e ：皮弁採取部は植皮をした.

f ：皮弁辺縁の長軸方向は再拘縮の原因となるため z-plasty を一期的に加えている.

g ：術直後

h ：術後 1 年

i ：術後 1 年：手関節の伸展制限は認めない.

きず・きずあとを扱うすべての外科系医師に送る！

ケロイド・肥厚性瘢痕 診断・治療指針 2018

編集／瘢痕・ケロイド治療研究会

2018年7月発行　B5判　オールカラー　102頁　定価（本体価格3,800円＋税）

難渋するケロイド・肥厚性瘢痕治療の道しるべ
瘢痕・ケロイド治療研究会の総力を挙げてまとめました！

目　次

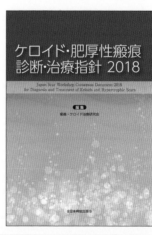

▼check !!

（株）全日本病院出版会

〒113-0033　東京都文京区本郷3-16-4
TEL：03-5689-5989　FAX：03-5689-8030
www.zenniti.com

PEPARS No.165：51-58, 2020

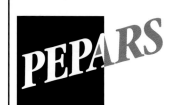

◆特集／瘢痕拘縮はこう治療する！
頚部の瘢痕拘縮
a）植皮

高見佳宏[*1]　　小野真平[*2]

Key Words：頚部（neck），瘢痕拘縮（contracture），治療（repair），遊離植皮（skin graft）

Abstract　　頚部は立体的な形態をなしており，頚部の瘢痕拘縮はその生理的な形態を変化させ，頚部の可動域を障害し，高度になると頚部を越えて下口唇から頤部や前胸部の変形をも引き起こす．頚部瘢痕拘縮は熱傷によるものが最も多く見られる．頚部瘢痕拘縮の治療として，線状瘢痕にはＺ形成術系の手術が行われるが，面状の瘢痕で中等度から高度の症例に対しては遊離植皮術や皮弁形成術が適応となる．高度・広範な瘢痕拘縮には薄層皮弁が普及してきているものの，遊離植皮術の適応も残されている．治療には通常複数回の植皮術を要するので，手術方法と治療の順序について事前の検討が必要である．筆者らは主に全層植皮を用いて，機能的にも整容的にもある程度許容される結果が得られた．再拘縮，色素沈着，後療法の煩わしさ，生着不良の可能性等は欠点とされるが，植皮のドナーの制約は皮弁よりも極めて少ない．また生着率は植皮の固定に陰圧閉鎖療法を用いることで向上する可能性がある．それ以外にも頚部瘢痕拘縮の遊離植皮術治療には進歩の余地が残されていると考えられる．

はじめに

　頚部は立体的な形態をなしており，頚部の瘢痕拘縮はその生理的な形態を変化させ，頚部の可動域を障害し，高度になると頚部を越えて下口唇から頤部や前胸部の変形をも引き起こす．頚部瘢痕拘縮の原因には，熱傷，熱傷以外の創傷，頭頚部腫瘍切除手術，気管切開，放射線障害等があるが，これらの中で熱傷によるものが最も多く見られる．頚部瘢痕拘縮の治療として，線状瘢痕にはＺ形成術系の手術が行われるが，面状の瘢痕拘縮で中等度から高度の症例に対しては遊離植皮術や皮

弁形成術が適応となる．本稿では中等度から高度の頚部熱傷瘢痕拘縮に対する遊離植皮術の治療経験を述べる．

遊離植皮術による頚部瘢痕拘縮治療の基本事項

1．頚部の形態的特徴，立体構造

　頚部は生理的に立体的な形態・構造を有している[1]．頚部の前面から側面にかけて，概ね立体的に異なる3つの面が区別される．すなわち下顎縁から下顎頚部角（mandibulo-cervical angle）部まではやや水平な面を形成し，下顎頚部角部から甲状軟骨を中心とする中央部は垂直面であり，その下部から鎖骨上までは軽度傾斜した面となる．本稿ではこの3面を上部から上頚部，中頚部，下頚部と仮称する．

2．治療計画

　頚部への植皮術では，頚部上中下の3面が再現できること，特に下顎頚部角が形成されることが

---
*1 Yoshihiro TAKAMI，〒247-8533　鎌倉市岡本1370-1　湘南鎌倉総合病院形成外科・美容外科，部長
*2 Shimpei ONO，〒113-8603　東京都文京区千駄木1-1-5　日本医科大学付属病院形成外科・再建外科・美容外科，准教授

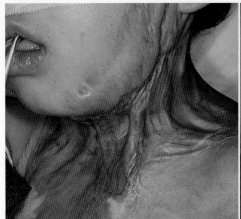
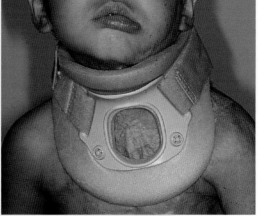
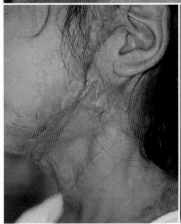
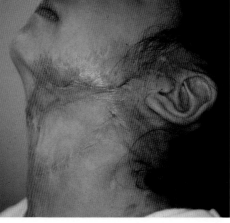

a	b
c	d

図 1-a～d.
症例 1：3 歳，女児
　a：熱湯熱傷後の頚部瘢痕拘縮．
　　術前の状態
　b：2 回に分けて瘢痕拘縮を解除
　　し，全層植皮術を行った．1 回
　　目の術後，頚部スプリントを
　　用いた後療法
　c，d：術後 1 年目の所見．瘢痕
　　拘縮の再発は見られない．

望ましい．採取できるドナー植皮片の大きさ，植皮の固定方法を考慮すると，これらの 3 面を 1 回・1 枚の植皮でカバーすることは困難であり，複数回の植皮術を想定しなければならない．また熱傷による瘢痕拘縮の場合は，頚部に限局する瘢痕拘縮と頚部を越えて口唇部や前胸部に連続した瘢痕拘縮である場合がある．後者の場合は，頚部の拘縮解除に先立って，その上下部分である口唇部や前胸部・鎖骨部の拘縮に対する手術を行うことで頚部瘢痕拘縮が改善し，その後の治療に有利に働くことがある[2]．症状が高度であればあるほど瘢痕拘縮の様相をよく分析して，手術方法と治療の順序を検討すべきである．

3．ドナー選択

　頚部には頚部に近い部分の皮膚が color-, texture-match がよいわけだが，広範囲熱傷後の瘢痕拘縮では鎖骨上部や前胸部からの採皮が困難な場合が多い．筆者らはドナーを縫縮閉鎖することを前提として，側胸部，側腹部，上腹部，上腕内

側部の皮膚を用いることが多い．小範囲ではメスで採取し剪刀で脂肪をトリミングするが，大きな植皮片では採取後にドラム型デルマトームに貼付して，真皮全層のレベルで脂肪組織を切除する．再拘縮防止の観点からは，植皮片の厚さは含皮下血管網植皮[3]ほど厚い必要はなく，通常の真皮全層を含んだ全層植皮でよい．ドラム型デルマトームで脂肪組織を除去する場合には，年齢や採取部位にもよるが，25/1,000 inch 程度の厚さであれば良好な術後結果が得られる．

4．瘢痕の解除

　頚部は露出部であり肥厚性瘢痕自体が改善対象となる．よって瘢痕拘縮の解除には瘢痕に切り入って拘縮のみを解除（減張切開）するだけではなく，瘢痕自体も切除することが望ましい．とはいえ瘢痕の全切除は予想以上の皮膚欠損を生じやすい．徒に植皮面積を広げることはドナーの犠牲をも大きくするので，瘢痕の切除量は慎重に検討する必要がある．

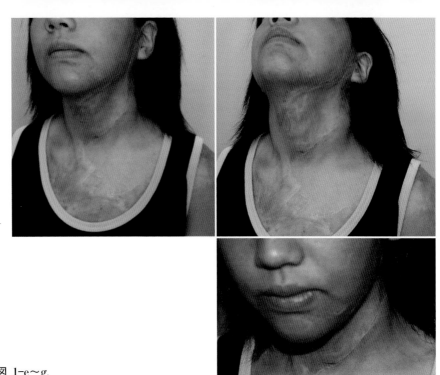

e | f
g

図 1-e～g.
症例 1：3 歳，女児
　e～g：術後 11 年目の所見．頚部の可動
　　域は良好で，下顎頚部角は明瞭に形成
　　されている．

5．植皮の固定，後療法

　筆者らは全例ガーゼによるタイオーバー固定を行っている．中頚部の植皮では甲状軟骨部が生着不良となる可能性があるので注意を要する[1]．タイオーバーは 1 週間で解除し，植皮の状態を観察するが，タイオーバーのガーゼ塊は元に戻してさらに数日固定を継続する．タイオーバーの周囲の頚部には綿花やガーゼなどを充填して neck collar 状態とし，術後 3～4 週間は頚部の可動を制限する．その後は 3 か月程度，少なくとも日中は適切な neck brace/collar を装着して再拘縮を予防する．必要に応じて理学療法による頚部可動域リハビリテーションを行う．植皮部のケアは通常の植皮に準じる[3][4]．

症例供覧

症例 1：3 歳，女児

　熱湯による広範囲熱傷を受傷し，頬部・頚部から胸背腹部までの肥厚性瘢痕と瘢痕拘縮を生じた（図 1-a）．左口角の下垂を伴う下顎縁から頚部，鎖骨部までの瘢痕拘縮に対して，まず中頚部から鎖骨部の瘢痕拘縮を切除・解除し，全層植皮術（側胸部より採皮）を行った．再拘縮防止のための後療法として，術後 3 か月間頚部スプリント（Philadelphia brace）を使用した（図 1-b）．次いで下顎縁から中頚部までの瘢痕拘縮を切除・解除し，同様の全層植皮を行った．植皮の再拘縮は生じず，成長とともに植皮部位の伸展が得られた（図 1-c～g）．2 回の全層植皮術から 11 年後（14 歳時），頚部の伸展・屈曲・回旋・側屈は十分に保たれている．頚部伸展時の口角の下垂と屈曲時の皮膚のたるみが軽度に見られるが，下顎頚部角は明瞭に形成されている．植皮辺縁の肥厚性瘢痕化（額縁様瘢痕）は生じていない．植皮部の周囲皮膚とのcolor-，texture-match は許容され得る程度であると考えられた（図 1-e～g）．

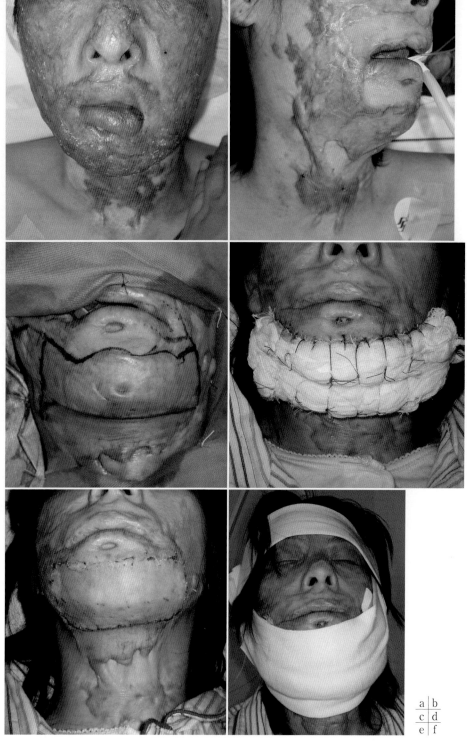

図 2-a〜f．症例 2：38 歳，女性

a：口唇から頚部にかけての熱傷後瘢痕拘縮

b：まず口唇の瘢痕拘縮に対する植皮術を行った．

c，d：頚部瘢痕拘縮に対する 2 回目の手術．頤から下顎縁，下顎頚部角部までの
　　　肥厚性瘢痕・拘縮を切除・解除して，全層植皮（側胸部より採皮，タイオーバー
　　　固定）を行った．

e，f：術後 2 週目の所見．植皮の生着は良好で，2 か月間ストッキネットによる
　　　軽度の圧迫療法を行った．

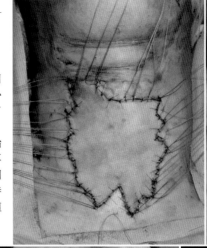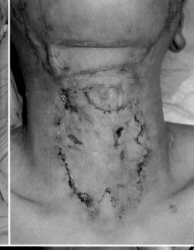
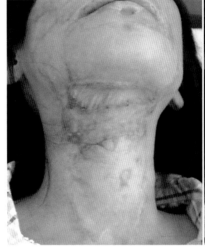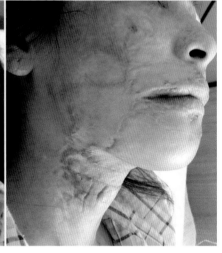

```
 g | h
 i | j
```

図 2-g～j.
症例 2：38 歳，女性
　g，h：頚部瘢痕拘縮に対する 4 回
　　　目の手術．中頚部から鎖骨上にか
　　　けての瘢痕拘縮を切除・解除して
　　　全層植皮（腹部より採皮）を行った．
　i，j：頚部瘢痕拘縮形成術の開始
　　　から 1 年 8 か月後，頚部瘢痕の再
　　　拘縮は見られず，下顎頚部角が明
　　　瞭に形成されている．頚部屈曲時
　　　に植皮皮膚の軽度のたるみと，植
　　　皮の一部に色素沈着が見られる．

症例 2：38 歳，女性

　火災により顔面・頚部に熱傷を受傷し，肥厚性瘢痕と瘢痕拘縮を生じた（図 2-a）．口唇から頚部への連続した瘢痕拘縮のため，まず口唇の瘢痕拘縮に対する植皮術を行った（図 2-b）．その後，頚部瘢痕拘縮に対する手術を開始した．最初の手術では，下顎頚部角部から中頚部の拘縮を部分的に解除し，全層植皮（上腕内側部より採皮）を行った．その 2 か月後，頤部から下顎縁，下顎頚部角部までの肥厚性瘢痕・拘縮を切除・解除して，全層植皮（側胸部より採皮）を行った（図 2-c～f）．術後，2 か月間ストッキネットによる軽度の圧迫療法を行った（図 2-f）．その 6 か月後に，甲状軟骨の高さ部分の中頚部瘢痕を切除して全層植皮（腹部より採皮）を行った．さらにその 3 か月後に，その下部から鎖骨上にかけての瘢痕拘縮を切除・解除して全層植皮（腹部より採皮）を行った（図 2-g, h）．手術後は軟性の neck collar を装着した．頚部瘢痕拘縮形成術の開始から 1 年 8 か月後，頚部瘢痕の再拘縮は見られず，頚部の可動域も良好である．下顎頚部角は明瞭に形成されている．植皮辺縁の肥厚性瘢痕化（額縁様瘢痕）は生じていない．頚部屈曲時に植皮皮膚のたるみが軽度に見られ，植皮の一部には色素沈着が認められた．植皮部のcolor-，texture-match には改善の余地があると考えられた（図 2-i, j）．

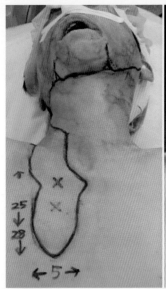
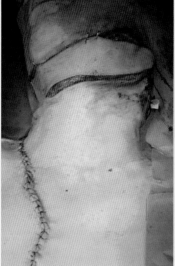
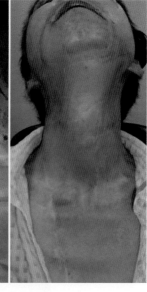

a | b | c
d |

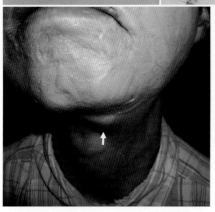

図 3.
症例 3：参考症例（薄層皮弁移植例）．59 歳，女性
　a：火災により顔面から頚部に熱傷を受傷し，頬部から
　　　上中頚部の瘢痕拘縮を生じた．頚部上部の瘢痕拘縮に
　　　対する手術デザイン
　b：瘢痕拘縮を解除後，25×5 cm の Occipitocervicopec-
　　　tral（薄層，supercharge）皮弁による形成術を行った．
　c：皮弁の生着は良好で，瘢痕拘縮は十分に解除された．
　d：術後は後療法を必要とせず，再拘縮も認められな
　　　かったが，薄層皮弁の一部に軽度の下垂変形（↑）が認
　　　められた．

症例 3：参考症例（薄層皮弁移植例）．59 歳，女性

　火災により顔面から頚部に熱傷を受傷し，頬部から上中頚部の瘢痕拘縮を生じた．下顎下部の瘢痕拘縮に対して 25×5 cm の Occipitocervicopectral（薄層）皮弁による形成術を行った（図 3-a, b）．皮弁は右内胸動脈の第 2 肋間穿通枝を左顔面動静脈に吻合して supercharge した．皮弁採取部は縫縮閉鎖した（図 3-b）．皮弁は全生着し瘢痕拘縮は十分に解除された（図 3-c）．術後は後療法を必要とせず，再拘縮も認められなかったが，薄層皮弁の一部に軽度の下垂変形が認められた（図 3-d）．

考　察

　1980 年代までは，頚部瘢痕拘縮の治療は遊離植皮が中心で，皮弁形成術はかなり高度の瘢痕拘縮例に限定的に用いられていた．その主な理由は，

当時用いられていた皮弁（筋皮弁を含む）が相当に bulky であり，術後に拘縮は解除されても下顎頚部角が消失し，上中下部の下顎の 3 面が不明瞭となるという外見的な問題を生じ易く，複数回の defatting 手術を要することが多かったことである[1)5)]．一方で植皮術は，術後の再拘縮，色素沈着を生じることがあり，後療法の煩わしさ，植皮片の厚さや移植部位にもよるがその生着率が 100% とならないこと等が欠点とされてきた[1)5)]．1990 年代に入り，皮弁の血行の研究が進み，より薄い皮弁（薄層皮弁（thin flap），超薄皮弁（super thin flap））が開発されるに至り，再拘縮がなく後療法を要しない，かつ整容的にも優れた薄い皮弁による瘢痕拘縮形成術が普及するようになった[5)6)]．さらに穿通枝皮弁の薄層化手技の進歩，supercharge による皮弁生着域の拡大から，広範囲の頚部瘢痕を 1 回の手術・ひとつの皮弁で再建するこ

とも可能となってきた[5]．鬼塚卓彌先生の形成外科手術書最新版(第5版，2018年)では，広範囲頚部瘢痕の治療法として薄層皮弁，全層植皮，分層植皮，tissue expander などが挙げられ，植皮よりも皮弁に重きを置いた治療が勧められている[1]．また Grabb and Smith's Plastic Surgery の最新版(第8版，2020年)では，頚部瘢痕拘縮治療のアルゴリズムとして，線状・帯状瘢痕には Z 形成術，中等度の拘縮には厚めの分層植皮あるいは全層植皮，高度の拘縮には皮弁形成術が推奨されている[7]．植皮か皮弁かをテーマとした瘢痕拘縮形成術のランダム化比較試験は少なく，かつ治療の優位性の結論は得られていないものの[8]，これまでの薄層皮弁術の進歩を踏まえれば，先述の Grabb and Smith による治療アルゴリズムは広く受け入れられるものと考えられる．

しかし薄層皮弁といっても万能ではなく，特にその採取部位には制限がある．皮弁穿通枝の位置と皮弁の方向，supercharge 用の穿通血管の確保などのため，採取・作成できる皮弁の部位はある程度限られるからである．本稿の症例1のように，胸背部に広範な熱傷瘢痕がある場合には，頚部周辺に皮弁のドナーを求めることが困難となる．この点は植皮術の利点のひとつであり，植皮のドナーの制約は皮弁よりも極めて少ない．また皮弁術では，皮弁を十分に薄層化しても植皮片の薄さとはならず，移植した皮弁の部位によっては，程度の差はあれ皮弁の下垂やたるみ変形を生じることが経験される．また下顎頚部角も植皮術の方が形成しやすいと考えられる．

植皮術の場合，全層植皮と分層植皮のどちらを選択すべきかがしばしば問題になる．欧米の文献では，生着性の観点から分層植皮が広く用いられており[9]，日本では術後の再拘縮抑制の観点から全層植皮の方が推奨される傾向がある．欧米のこの傾向は，人種によって瘢痕形成の程度に差があることを示唆しているかもしれない．筆者らは全層植皮を主として用いている．

植皮術の欠点は，先にも触れたように，術後の再拘縮，後療法を要すること，広範囲であれば複数回の植皮を要すること，植皮部の色素沈着，生着不良の可能性，不良な color-, texture-match，頚部屈曲・回旋時の皮膚のたるみ変形などが挙げられる．これらを最小とするべく，手術計画，ドナーの選択，植皮辺縁のジグザグ化，適切な後療法の実施(それ自体が欠点とされてはいるものの)等が必要である．一般的に植皮の生着率は，タイオーバー固定よりも陰圧閉鎖療法(V. A. C. 等)による固定の方がよい印象があり，頚部の植皮にも今後は多く用いられるものと考えられる[9]．植皮部のたるみ変形は，熱傷による広頚筋の損傷程度にも関係すると考えられるので，改善が困難な場合もあろう．

近年，瘢痕拘縮解除後の再建として人工真皮Integra™を用いた二期的な分層植皮術も試みられている[9][10]．しかし現状では人工真皮貼付後に血行化したコラーゲンマトリックス(真皮様組織)は本来の皮膚真皮ではなく，細胞成分が多い肉芽組織に近いものと考えられるので，長期的に再拘縮を抑制し得るかには疑問が残る．細胞増殖因子の併用やマトリックス構造の改良など，今後の発展が期待される．

おわりに

他の先進諸国と同様に日本では重症熱傷例が減少傾向にあるため，手術を要する頚部瘢痕拘縮例は少なくなってきた．しかし一方では経済的な発展と共に外見や美醜についての社会的な許容レベルが上がり，整容的にもより満足し得る手術結果が求められている．よって今後も遊離植皮術による頚部瘢痕拘縮の治療を進歩させていくことが望まれる．そのためには個々の形成外科医の植皮技術の向上はもちろん，陰圧閉鎖療法を利用した植皮生着率の改善，より生理的な真皮を構築し得る人工真皮の開発，再生医療の応用[11]等，検討すべき課題と進歩の余地は少なからず残されているものと考えられる．

参考文献

1) 鬼塚卓彌：頚部の瘢痕. 形成外科手術書 第 5 版 実際編. p235-245, 南江堂, 2018.
   Summary　本邦の代表的な形成外科教科書. 治療の歴史, 頚部瘢痕拘縮の標準的治療法が網羅的に述べられている.

2) 久保田潤一郎ほか：頚部胸部瘢痕拘縮の修復―皮弁移行位置の再考. 熱傷. 24(3)：129-135, 1998.
   Summary　頚部から前胸部に及ぶ瘢痕拘縮に対して, 頚部ではなく前胸部側に皮弁を移植する方法の利点を検討した論文である.

3) 岸邉美幸, 川上重彦：【イチから見直す植皮術】形成外科手術における植皮術の適応：分層植皮と全層植皮の使い分け. PEPARS. 120：1-9, 2016.
   Summary　遊離植皮術の手技, 術後管理等の実際が詳しく述べられている.

4) 高見佳宏, 小野真平：熱傷の基本. 出光敏郎, 山本直人編. 皮膚外科基本テキスト. p262-270, 文光堂, 2018.
   Summary　熱傷の初期治療から瘢痕や術後のケア方法までを概説している. メークアップ治療や外見の心理学にも触れている.

5) 百束比古ほか：【thin flap による整容的再建】超薄皮弁の理論と実際. PEPARS. 106：1-8, 2015.
   Summary　超薄皮弁の開発の歴史と治療の実際について述べている. 頚部瘢痕拘縮治療例が多く示されている.

6) Ono, S., et al.：Perforator-supercharged Occipito-cervico-pectoral(OCP)Flaps for Lower Face and Neck Reconstruction. Plast Reconstr Surg. 129(4)：879-887, 2012.
   Summary　血管の supercharge により生着域を拡大した OCP 皮弁による顔面頚部瘢痕拘縮の治療例. 本稿の症例 3 が含まれている.

7) Levi, B., Chan, R.：Principles of burn reconstruction. Grabb and Smith's Plastic Surgery. 8th ed. p189-201, Lippincott Williams & Wilkins, Philadelphia, 2020.
   Summary　欧米の一般的な形成外科教科書のひとつ. 瘢痕拘縮の標準的治療法が示されている.

8) Stekelenburg, C. M., et al.：A systematic review on burn scar contracture treatment：searching for evidence. J Burn Care Res. 36：e153-e161, 2015.
   Summary　瘢痕拘縮の治療方法に対するランダム化比較試験の総説で, 治療の優位性の結論は得られていない.

9) Klein, M.：Skin grafting. Atlas of Burn Reconstructive Surgery. p132-138, Springer, 2010.
   Summary　熱傷後瘢痕拘縮に対する植皮術の実際を幅広く示している.

10) Leffler, M., et al.：The use of the artificial dermis (Integra®)in combination with vacuum assisted closure for reconstruction of an extensive burn scar―A case report. J Plast Reconstr Aesthet Surg. 63：e32-e35, 2010.
   Summary　躯幹の瘢痕拘縮に対して陰圧閉鎖療法を併用した Integra™ と分層植皮で治療した症例報告である.

11) Akita, S., et al.：The neck burn scar contracture：a concept of effective treatment. Burns Trauma. 5：22, 2017.
   Summary　頚部熱傷・頚部瘢痕に対する線維芽増殖因子や脂肪由来幹細胞を用いた治療の有効性を報告している.

PEPARS　No.165：59-66，2020

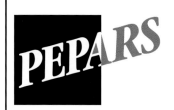

◆特集／瘢痕拘縮はこう治療する！

頚部の瘢痕拘縮

b）DP 皮弁にティッシュエクスパンダーを併用した顔面頚部瘢痕拘縮の治療

植木翔也[*1]　　力丸英明[*2]　　清川兼輔[*3]

Key Words：顔面頚部瘢痕拘縮（scar contracture on face and neck），ティッシュ・エクスパンダー（tissue expander；TE），DP 皮弁（deltopectoral flap；DP），大胸筋皮弁（pectralis major myocutaneous flap；PMMC），大胸筋・DP 連合皮弁（combined flap of DP flap with PMMC）

Abstract　　顔面頚部の瘢痕拘縮の治療では，可動域制限の解除という機能の改善だけでなく整容性の改善の両方が求められる．この点で，DP 皮弁は顔面頚部に近接する有茎皮弁でカラー・テクスチャーマッチに優れており，非常に有用な皮弁である．しかし一方で，皮弁採取量の制限とドナー部の醜状変形，また有茎皮弁であるが故に到達距離制限があり自由度が低いなどの問題点を有している．そこで我々は，ティッシュ・エクスパンダーを併用する方法や大胸筋・DP 連合皮弁を新しく開発し，それらの問題点を解決した．

はじめに

　顔面頚部の瘢痕拘縮の治療では，機能と整容の両方の改善が求められる．軽度の拘縮では，植皮や局所皮弁での再建が可能である．しかし，広範囲かつ重度の瘢痕拘縮の場合には可能な限り大きな皮弁で一期的に再建することが望ましい[1]．この点で，Deltopectoral skin flap（以下，DP 皮弁）は，熱傷後瘢痕拘縮のような広範囲の顔面頚部皮膚再建術においてカラー・テクスチャーマッチに優れており，機能だけでなく整容的にも非常に有用な皮弁である[2]〜[4]．また，熱傷患者において前胸部の皮膚は，受傷時に衣服で保護され健常組織が残存していることも多く，再建に利用できる可

能性が高い部位でもある[4]．

　本論では，顔面頚部の熱傷後瘢痕拘縮に対してティッシュ・エクスパンダー（以下，TE）を併用した DP 皮弁[5]と我々が開発した大胸筋・DP 連合皮弁[6]による再建法について，その方法を述べ症例を提示する．

方　法

1．DP 皮弁

A．血行形態

　DP 皮弁は，1965 年に Bakamjian[2]によって報告された前胸部の有茎皮弁である．内胸動脈第 2, 3 肋間穿通枝の皮枝を栄養血管として，外側に向かって肩の稜線（頭側は鎖骨下縁，尾側は第 4 肋軟骨下縁から腋窩の直上を通って肩へ至るライン上）まで安全に挙上可能である．栄養血管であるこれらの穿通枝の皮枝は筋膜上を外側に向かって斜め頭側に走行し，胸肩峰動脈皮枝の血管系と choke 吻合を介してネットワークを形成している（図 1-a）．よって，橈側皮静脈（三角筋と大胸筋の境界部）を越えて肩の稜線に至る皮弁の範囲は，

*1　Shoya UEKI，〒830-0011　久留米市旭町 67
　　久留米大学医学部形成外科・顎顔面外科，助教
*2　Hideaki RIKIMARU，同，教授
*3　Kensuke KIYOKAWA，同，主任教授

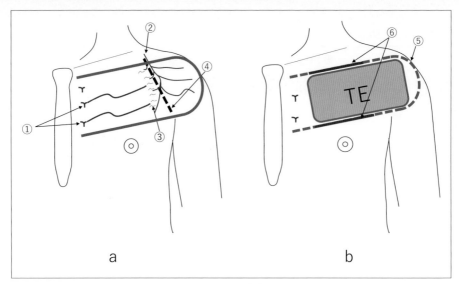

図 1．DP 皮弁

a：DP 皮弁の血行形態とデザイン
　①内胸動脈第 2，3 肋間穿通枝，②胸肩峰動脈の皮枝，③DP 皮弁内に
　おける内胸動脈第 2，3 肋間穿通枝と胸肩峰動脈皮枝との choke 吻合，
　④三角筋と大胸筋の境界部
b：TE 挿入のデザイン
　⑤予定される DP 皮弁のデザイン，⑥切開線のデザイン

Angiosome の理論上 choke 吻合を越えた第 2 の解剖学的血行領域となる．したがって，肩の稜線よりさらに外側（第 3 の血行領域）まで皮弁を拡大する場合には，頚横動脈分枝と胸肩峰動脈の皮枝および上腕回旋動脈皮枝を結紮し，内胸動脈第 2，3 肋間穿通枝から皮弁へ向かう血流を増やすための delay 操作が必要となる[7]．なお，DP 皮弁の遠位辺縁の血行をより安定させるために，橈側皮静脈を DP 皮弁側につけて挙上し，静脈血の super drainage を行うことも有用な方法と考えられる[7]．

B．TE の選択，挿入，伸展

TE のサイズと種類については，DP 皮弁の幅と長さにほぼ合致した rectangular type のもので，十分な高さを得られるダブルチャンバーのタイプを選択する．これによって，DP 皮弁採取後のドナー部が一期的に縫縮可能となる．

TE 挿入のための皮膚切開については，DP 皮弁の上下のラインに一致するように設定し，その鎖骨下縁や前胸部の切開線より TE の挿入を行う（図 1-b）．皮切後，TE を挿入する皮下ポケットを筋膜下に剥離して作成する．この際，胸肩峰動脈の皮枝を切離して delay 効果を図りつつ，内側で

は内胸動脈第 2，3 肋間穿通枝を損傷しないよう注意する．また，三角筋と大胸筋の境界部においては，橈側皮静脈をドナー側に残すようにその直上を剥離する．

TE の伸展には約半年をかけ，必要十分な高さが得られるまで 3～4 週間おきに外来で生理食塩水を注入して行う．TE 抜去後の皮膚の再収縮を最小限とするため，full expansion 後約 5～8 週間待機して二期手術を行う[8]．

C．DP 皮弁の挙上

TE を抜去し，皮弁を末梢側より正中に向かって挙上する．DP 皮弁の基部まで筋膜下に剥離を行うが，内胸動脈の第 2，第 3 肋間穿通枝は胸骨縁より外側に約 1 横指離れた各肋間に存在しているため，その付近では剥離を慎重に行う[7]．術前にドップラーで穿通枝の位置を確認しておくとより安全である．

挙上した皮弁が顔面頚部の瘢痕部に余裕をもって到達することを確認後，移植部の瘢痕を切除し，生じた欠損部に皮弁を移動し縫着する．皮弁の茎部に対しては，皮膚欠損部を減らして術後の管理を容易にするために，筒状（tube 状）に縫合す

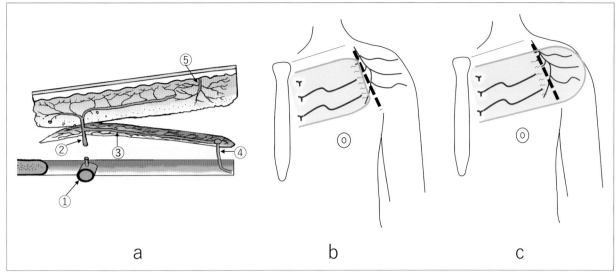

図 2. 大胸筋・DP 連合皮弁

 a：大胸筋・DP 連合皮弁の血行形態
  ① 内胸動脈，② 内胸動脈第 2・3 肋間穿通枝，③ 内胸動脈第 2・3 肋間穿通枝の筋枝，
  ④ 胸肩峰動脈，⑤ 胸肩峰動脈の皮枝
 b：皮島のデザイン．三角筋と大胸筋の境界部まで安全に採取可能である．
 c：TE 併用時の皮島のデザイン．Delay 効果により肩の稜線まで皮弁を延長することが
  可能となる．

る．この際，皮弁茎部を締めすぎないように注意
する．皮膚欠損部が残った所には人工真皮を貼付
する．ドナー部は皮弁の基部を除き，TE で伸展
された皮膚で一期的に縫縮する．

　皮弁移植術後 3 週以降で，皮弁茎部の切り離し
を行う．この際，顔面頸部の他の部位に拘縮が残
存している場合には，その部の瘢痕を切除し，生
じた欠損部に切り離した皮弁の茎部を移植する．
また，ドナー側に残った皮弁の基部については元
の位置に戻し縫合する．

2．大胸筋・DP 連合皮弁

A．血行形態

　我々の大胸筋皮弁の血行形態に関する研究によ
り，大胸筋皮弁の栄養血管である胸肩峰動脈の胸
筋枝と DP 皮弁の栄養血管である内胸動脈第 2，3
肋間穿通枝の筋枝が大胸筋筋体内で直接吻合
（true anastomosis）していることが明らかとなっ
た[9]．したがって，DP 皮弁は，胸肩峰動脈を栄養
血管とした大胸筋弁と連続させることで，大胸
筋・DP 連合皮弁として挙上することが可能であ
る．すなわち，胸肩峰動脈の血流はこの直接吻合
を通って内胸動脈第 2，3 肋間穿通枝の筋枝を逆流

し，次にこれらの穿通枝本幹から本来の DP 皮弁
の栄養血管である皮枝に流入して DP 皮弁を栄養
することになる（図 2-a）．ただし，この連合皮弁
の生着可能な領域は，通常の DP 皮弁が肩の稜線
まで挙上可能であるのに対し，DP 皮弁の第 1 の
血行領域である橈側皮膚静脈（三角筋と大胸筋の
境界部）までである（図 2-b）．なお，TE を挿入す
る際に胸肩峰動脈の皮枝を結紮し delay を行うこ
とで，その生着範囲を通常の DP 皮弁と同様に肩
の稜線まで拡大することが可能である（図 2-c）．

B．皮弁の挙上

　第 1 回目の手術で，DP 皮弁下に TE を挿入し，
拡張する方法は前述と同様である．第 2 回目の手
術では，欠損部の形状に合わせて島状の DP 皮弁
の皮島をデザインする．この際，皮島内に内胸動
脈第 2，3 肋間穿通枝を必ず含める．皮島の長さに
ついては，先に述べたごとく TE を挿入する際に
delay を行うことで，肩の稜線の範囲まで延長す
ることができる（図 2-c）．

　DP 皮弁を挙上後，大胸筋を第 4 肋軟骨下縁の
高さで切断し，それより頭側の大胸筋を胸壁から
剥離しながら内胸動脈の第 2，3 肋間穿通枝を胸壁

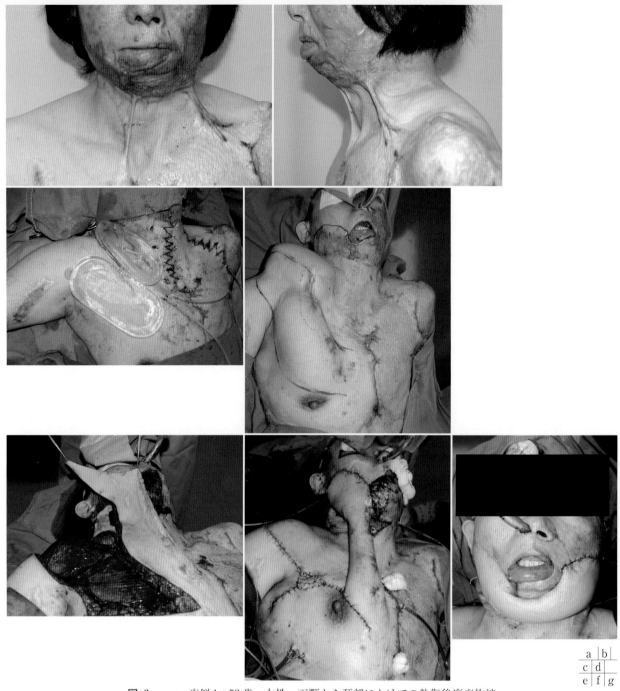

a|b
c|d
e|f|g

図 3-a〜g. 症例 1：53 歳，女性．下顎から頚部にかけての熱傷後瘢痕拘縮
a：術前所見．正面
b：術前所見．左側面
c：第 1 回目手術で TE を右鎖骨上部および前胸部に挿入した時の所見
d：第 2 回目手術での DP 皮弁のデザイン
e：第 2 回目手術で挙上した DP 皮弁
f：第 2 回目手術で DP 皮弁を頚部から右頬部にかけて移植した状態
g：第 3 回目手術で DP 皮弁を切離し，その茎部を頚部から左頬部にかけて移植した時の状態

図 3-h〜m.

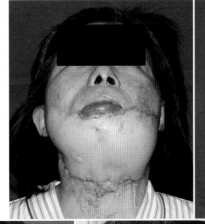
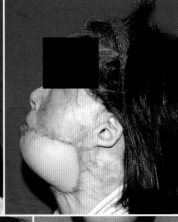

症例 1：53 歳，女性．下顎から頚部にかけての熱傷後瘢痕拘縮

h，i：皮弁移植後 3 か月の所見．頚部の熱傷後瘢痕拘縮は解除され，頚部の後屈制限が改善した．

j〜l：皮弁移植後 7 年の所見．輪郭形成や瘢痕形成術を行い，機能的にも整容的にもほぼ満足する結果が得られた．

m：皮弁移植後 7 年のドナー部の所見．ドナー部（右前胸部〜肩）に醜状変形は認めない．左乳房を腹直筋皮弁で再建した．

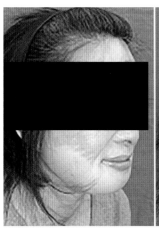
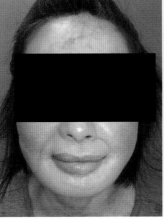
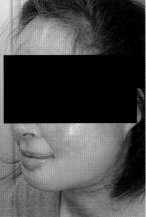
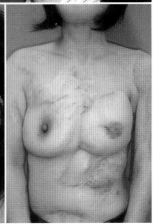

直上で結紮する（図 2-a）．次に，大胸筋裏面の胸肩峰動静脈を明視下において，それらを損傷しないようにしながら大胸筋間溝に沿って大胸筋を横方向に切断して，大胸筋・DP 皮弁連合皮弁を挙上する．通常の大胸筋皮弁挙上の際と同様に胸肩峰動静脈を腋窩動静脈との分岐部まで剝離することで[10)11)]，胸肩峰動静脈の血管柄のみを茎とした大胸筋・DP 連合皮弁が挙上される．この連合皮弁を鎖骨下のルートを通して頭頚部へ移動し，欠損部へ移植する[10)]．連合皮弁採取部のドナーについては，TE で伸展した皮膚にて縫合閉鎖する．

症　例

症例 1：53 歳，女性．下顎部頚部瘢痕拘縮

49 歳時に化学工場勤務中に粉塵爆発事故に遭い全身熱傷を受傷し，顔面から左前胸部および両側上肢と大腿にⅡ〜Ⅲ度（Burn Index 31）の熱傷を認めた．複数回のデブリードマンと植皮術によって救命し得たが，下顎から頤・頚部にかけて重度の瘢痕拘縮と醜形を認めた（図 3-a, b）．幸い右前胸部の皮膚は熱傷による瘢痕化を免れていたため，この部分の DP 皮弁を用いて下顎から頚部にかけての瘢痕拘縮形成術を行うこととした．

第 1 回目の手術で，TE を右 DP 皮弁の範囲および右鎖骨上部に挿入した（図 3-c）．TE を full expansion させ 2 か月間待機した後，第 1 回目手術から 8 か月後に，右頬部から頚部の瘢痕を切除し同部に DP 皮弁を移植した．ドナー部は縫縮した（図 3-d〜f）．3 週間後に第 3 回目の手術として DP 皮弁の切り離しを行い，同時に左頬部から頚部の瘢痕を切除し，生じた欠損部に切り離した DP 皮弁の茎部を移植した（図 3-g）．

その後，数回の輪郭形成術や瘢痕形成術を行い，ドナー部も含め機能的にも整容的にもほぼ満足する結果が得られた．また，その後，熱傷によって失われた左乳房を腹直筋皮弁で再建した（図 3-h〜m）．

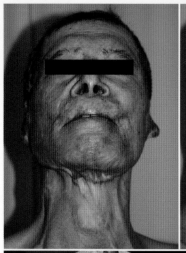
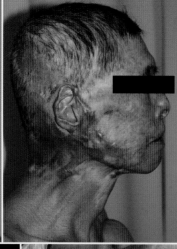

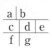

a	b	
c	d	e
f	g	

図 4-a〜g.
症例2：65歳，男性．下顎から両頚部にかけての瘢痕拘縮

　　a：術前所見．正面
　　b：術前所見．右側面
　　c：頚部減張切開後の欠損
　　d：大胸筋・DP連合皮弁の皮島デザイン
　　e：胸肩峰動脈を茎として挙上した大胸筋・DP連合皮弁
　　f：皮島を欠損部へ移植した時の状態
　　g：ドナー部を縫縮した時の状態

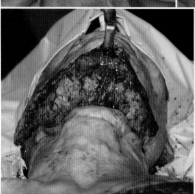
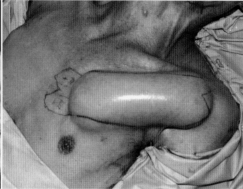
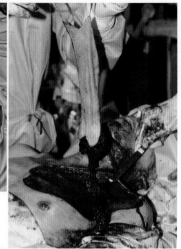

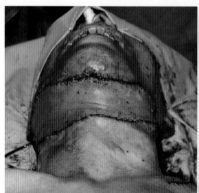
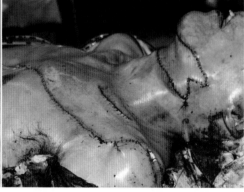

症例2：65歳，男性．下顎部頚部瘢痕拘縮

　2年前に自殺企図にて顔面と頚部に熱傷を受傷し，当科で数回の植皮術を行った．その後，下顎から両頚部にかけて広範囲の瘢痕拘縮を生じた（図4-a，b）．

　第1回目の手術で，左側のDP皮弁の下縁を切開しTEを留置した．Full expansion の後，第2回目の手術で頚部に減張切開を行い，生じた欠損

部に大胸筋・DP連合皮弁を一期的に移植した．ドナー部は縫縮した（図4-c〜g）．

　術後，下顎部から頚部にかけての瘢痕拘縮は解除され，機能的にも整容的にもほぼ満足する結果が得られた．ドナー部の変形は最小限であり，上肢の可動域制限も認められない（図4-h〜j）．

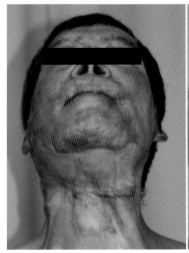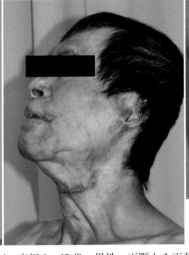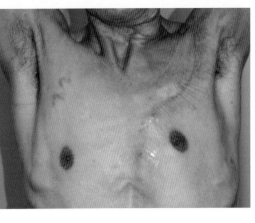

h | i | j

図 4-h～j. 症例 2：65 歳，男性．下顎から両頚部にかけての瘢痕拘縮
h～j：術後 6 か月の所見（h：正面，i：左側面，j：ドナー部）

考 察

1965 年に Bakamjian[2] が報告した DP 皮弁は，筋皮弁および遊離皮弁の開発によりその使用頻度は少なくなった[12]．しかし，頭頚部領域の再建において，① 頭頚部に最も近く隣接した有茎皮弁として利用できること，② 他の遠隔皮弁と比較して，顔面頚部におけるカラー・テクスチャーマッチに優れること，③ 血行形態と動態が明確で安定した血流を有すること，④ 真皮と皮下脂肪の厚さが中等度で，顔面頚部に移植してもあまり bulky にならないことの 4 つの利点を有している．特にカラー・テクスチャーマッチの顔面頚部における優位性は普遍であり，顔面頚部の再建において現在でも有用な再建材料の 1 つである．一方通常の DP 皮弁には，① 再建に供される皮弁採取量に制限があること，② 皮弁採取後の創閉鎖に通常分層植皮を用いるため，上胸部から肩にかけての瘢痕による醜状変形が生じること，③ 前胸部に茎を持つ有茎皮弁であるため，皮弁の到達距離や自由度に制限があること，④ 茎部の切り離し術など複数回の手術を要することなどの問題点がある．そこで，我々は TE の併用[5)8)] と大胸筋弁をキャリアとした DP 皮弁（大胸筋・DP 連合皮弁）を開発することでこれらの問題点を解決してきた[6]．

それらの問題点の解決方法として，① に対して

は TE を併用することで，従来の DP 皮弁より大きくしかも薄い皮弁として用いることを可能とした．② に対しては，同様に TE を併用することで，ドナー部を一期的に縫縮することが可能とし，従来の DP 皮弁において前胸部や肩に必要としていた分層植皮術を不要とした．これにより，ドナーである肩や前胸部に醜形や拘縮を生じる危険性をほぼ回避することができた．また，③ と ④ に対しては，DP 皮弁を大胸筋弁に連続させて大胸筋・DP 連合皮弁として挙上する方法を新たに開発した[6]（図2）．この連合皮弁を鎖骨下のルートを通して顔面頚部に移動させさらに皮弁の到達距離を延長させることで[10]，症例 2 のように DP 皮弁のほぼ全域を一期的に顔面頚部へ移植することも可能となった（図4）．したがって，従来の DP 皮弁のように二期的な切り離しを必要とせず，その分患者の負担を大幅に減少することができたと考えられる．

まとめ

広汎な顔面頚部の瘢痕拘縮に対する有用な手術法として，TE を併用した DP 皮弁と大胸筋・DP 連合皮弁について述べた．DP 皮弁は顔面頚部のカラー・テクスチャーマッチに優れているという非常に大きな利点を有する．一方で皮弁採取量の制限やドナー部の醜状変形などの問題点を有する

が，TE の併用および大胸筋・DP 連合皮弁の開発
によってこれらの問題点を克服することができ
た．TE 挿入術やその伸展期間を要するという煩
雑さはあるものの，顔面頚部の再建において機能
的にも整容的にも高い満足度が得られる有用な方
法と考えられる．

参考文献

1) 小川　令，百束比古：頚部瘢痕拘縮再建の課題と
治療指針．創傷．**1**(2)：51-58，2010.
   Summary　頚部瘢痕拘縮再建の治療方針を検討
   する際に参考となる文献．
2) Bakamjian, V. Y.：A two-stage method for pha-
ryngoesophageal reconstruction with a primary
pectoral skin flap. Plast Reconstr Surg. **36**：173-
184, 1965.
3) Bakamjian, V. Y., et al.：Experience with the
medially based deltopectoral flap in reconstruc-
tive surgery of the head and neck. Br J Plast
Surg. **24**(2)：174-183, 1971.
4) Tao, Z., et al.：Reconstruction of the face and
neck with different types of pre-expanded ante-
rior chest flap：A comprehensive strategy for
multiple techniques. J Plast Reconstr Aesthet
Surg. **66**(8)：1074-1081, 2013.
5) Serra, J. M., et al.：Reconstruction of pharyngo-
stomes with a modified deltopectoral flap com-
bining endoscopy and tissue expansion. Ann
Plast Surg. **41**(3)：283-288, 1998.
6) Nishi, Y., et al.：Development of the pectoral
perforator flap and deltopectoral perforator flap
pedicled with the pectoralis major muscle flap.
Ann Plast Surg. **71**：365-371, 2013.
   Summary　我々が開発した大胸筋・DP 連合皮弁
   について詳記された文献．
7) 清川兼輔，森久陽一郎：DP 皮弁―頭頚部再建―.
使える皮弁術―適応から挙上法まで― 上巻．中
島龍夫ほか編．182-186, 全日本病院出版会, 2010.
   Summary　DP 皮弁の基本について書かれた文
   献．
8) 大塚尚治：Tissue Expander 除去後伸展皮膚の収
縮性に関する実験的分析．日形会誌．**13**：453-
464, 1993.
9) Rikimaru, H., et al.：Three-dimensional anatomi-
cal vascular distribution in the pectoralis major
myocutaneous flap. Plast Reconstr Surg. **115**：
1342-1352, 2005.
   Summary　頭頚部再建外科医必読の大胸筋皮弁
   の血行動態を明らかにした文献．
10) Kiyokawa, K., et. al.：A method that preserves
circulation during preparation of the pectoralis
major myocutaneous flap in the head and neck
reconstruction. Plast Reconstr Surg. **102**：2336-
2345, 1998.
   Summary　大胸筋皮弁を用いた頭頚部再建につ
   いて詳記された文献．
11) 山内大輔ほか：【再建外科で初心者がマスターす
べき 10 皮弁】大胸筋皮弁．PEPARS．**118**：1-10,
2016.
   Summary　大胸筋皮弁の基本について書かれた
   文献．
12) 櫻井裕之：【形成外科　珠玉のオペ　1 基本編―
次世代に継承したい秘伝のテクニック―】遊離
DP 皮弁を用いた顔面皮膚再建．形成外科．**60**(増
刊)：196-201，2017.

PEPARS No.165：67-74，2020

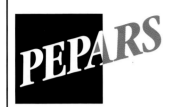

◆特集／瘢痕拘縮はこう治療する！

頸部の瘢痕拘縮

c）皮弁を用いた 頤部〜頸部瘢痕拘縮再建の実際

松峯 元*1 亀井 航*2 竹内正樹*3 櫻井裕之*4

Key Words：頸部瘢痕拘縮（neck contracture），遊離皮弁（free flap），有茎皮弁（pedicled flap），鼠径皮弁（groin flap），組織拡張器（tissue expander），伸展皮弁（expanded flap）

Abstract 頤部〜頸部熱傷後瘢痕拘縮に対する組織移植を用いた再建術式は，拘縮の十分な解除と美しい輪郭を形成する目的から質感の優れた，薄く大きい皮弁による再建が不可欠となる．しかし一方で広範囲熱傷症例においてはドナー部の制限から，目的にかなう皮弁の採取には様々な工夫が必要となる．当科では過去に両側浅腸骨回旋動静脈を血管茎として巨大な皮弁を挙上する bipedicled thin groin flap，頤部の瘢痕拘縮と顎髭の再建を同時に施行する expanded frontal scalp flap，筋膜弁を vascular carrier として皮下に挿入して新たな血行形態を持った皮弁を挙上する secondary vascularized flap 等の術式を考案し，頸部熱傷後瘢痕拘縮症例に対して良好な結果を報告してきた．本稿ではこれら術式に関して詳細に解説する．

はじめに

頤部〜頸部の皮膚は機能上の特徴から薄く柔軟であるため，重症熱傷受傷後には高度な瘢痕拘縮を生じやすい．この熱傷後瘢痕拘縮に対しては，拘縮解除後，植皮術よりも皮弁移植による再建が再拘縮回避の点から優れているとされている．しかしその場合には薄い皮弁による十分な皮膚の補充が正中部の頤-下顎角および下顎-頸部角を再現する上で非常に重要である．一方，広範囲熱傷症例においてはドナー部の制限から，目的にかなう薄くて質感のよい皮弁の採取が困難な場合が多い．今回我々は，限られた皮弁採取部から大きく，

*1 Hajime MATSUMINE，〒276-8524 八千代市大和田新田 477-96 東京女子医科大学八千代医療センター形成外科，准教授
*2 Wataru KAMEI，〒162-8666 東京都新宿区河田町 8-1 東京女子医科大学形成外科，助教
*3 Masaki TAKEUCHI，東京女子医科大学八千代医療センター形成外科，教授
*4 Hiroyuki SAKURAI，東京女子医科大学形成外科，教授

薄く，しなやかな皮弁を挙上する工夫として，過去に当科で考案された 3 つの術式に関して若干の文献的考察を加えて解説する．

Bipedicled thin groin flap

Free groin flap は 1972 年に Daniel らにより初めて報告されて以来[1]，再建材料として多くの部位に用いられてきた．皮弁末梢において薄い皮弁として挙上できるため，これまでに頸部瘢痕拘縮の再建術式としても報告が見られる[2]．しかし皮弁の幅が 10 cm を超えるとドナー部の一次縫縮が困難になるため，幅の広い皮島を必要とする再建にはその適応に問題があった．そこで我々は同皮弁の血管茎を対側にも求め，皮弁中心部を下腹壁正中部にすることにより，ドナー部の一次縫縮が可能な範囲での皮弁サイズの拡大を図った bipedicled thin groin flap（以下，BTGF）を考案した[3]．BTGF は従来の鼠径皮弁の定義である鼠径靭帯より上下に 10 cm，外側は上前腸骨棘を越えて 10 cm までの領域に，左右の同領域に挟まれる下腹部正中部を加えた範囲内にデザインする．両側鼠

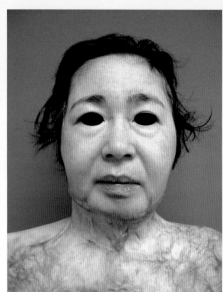
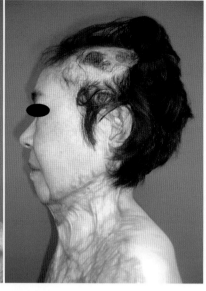

図 1.
症例 1：51 歳，女性．術前所見
  a：正面像
  b：左側面像
（文献 3 より引用）

径部にて皮弁血管茎として浅腸骨回旋動脈（以下，SCIA）および浅腸骨回旋静脈（以下，SCIV）を露出する．血管茎を確保した後，両外側より深筋膜上で皮弁を挙上する．皮弁の thinning 操作は血管茎切離直前に行う．左右 SCIA の走行に挟まれる皮弁正中部分は真皮下血管網が透見できるレベルまで脂肪除去を行い，皮弁両外側縁にあたる血管茎周囲では栄養血管を損傷しないように最小限にとどめる．皮弁の止血操作を十分に行った後に血管茎である SCIA を大腿動脈との分岐部で，SCIV を saphenous bulb との分岐部でそれぞれ切離し，これを頚部瘢痕拘縮解除後の皮膚欠損創に移植する．皮弁縫着に際しては，下顎-頚部角の形成のため，舌骨近くの軟部組織に皮弁中心部をタッキング縫合する．下腹部ドナー部は一次閉鎖可能である．

　BTGF の利点としては，① 術中体位変換の必要がないこと，② ドナー部の一次縫縮が皮弁幅 12 cm 位まで可能であること，③ 血管茎が皮弁の両側端にあるため血管吻合の際に，頚部移植床血管系の位置に近く吻合がしやすいこと等が挙げられる．また仮に再建後に皮弁のボリューム過多が生じ，二次修正が必要となった場合でも，脂肪除去が必要となる前頚部は皮弁の中心部となり血管茎から離れているため，局所麻酔下の切開にて容易にボリュームの調整を行うことが可能である．下

腹部を皮弁のドナーとして選択可能な症例に対しては非常に有効な術式の 1 つであると我々は考える．

症例 1：51 歳，女性

　家族歴，既往歴に特記すべきことなし．コンロの火が衣服に着火し頚部，前胸部，両上腕に II 度 2%，III 度 16% 熱傷受傷した．同日東京女子医大熱傷ユニット入室，計 4 回のデブリードマンおよび分層植皮を施行された．その後，次第に下顎下縁から前頚部，前胸部にかけて広汎な瘢痕拘縮を認め，頚部の伸展は困難な状態に至った（図 1）．下腹部に瘢痕がないこと，比較的大きな，薄い皮弁が必要であることを考慮して受傷後 8 か月での BTGF での再建を行った．過伸展位で拘縮除去すると 30×11 cm の皮膚欠損創となった．下腹部より同じ大きさの BTGF を挙上して（図 2-a, b）頚部へ移植し，血管吻合は，右 SCIV と右総顔面静脈，右上甲状腺動脈と右 SCIA，左上甲状腺動脈と左 SCIA，左 SCIV と左内頚静脈とした（図 2-c）．ドナー部は一次縫縮可能であった（図 2-d）．皮弁は良好に生着し，術後 1 年経過したがその薄さ，大きさは維持されていた．頚部は伸展が可能となり，下顎-頚部角の形成は非常に良好であった．ドナー部は機能的な合併症は認めず，整容的にも良好に経過している（図 3）．

68　　　　PEPARS No. 165 2020

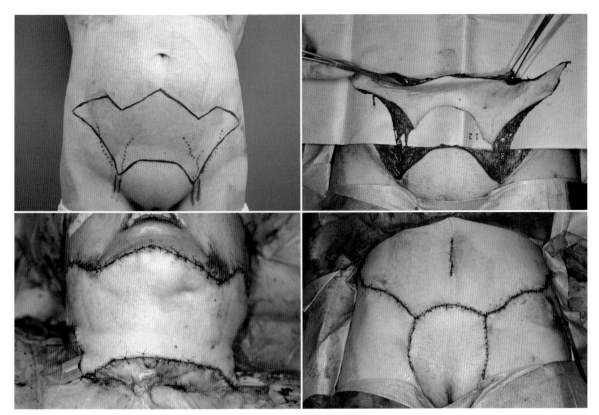

a	b
c	d

図 2. 症例 1：術中所見

a：下腹部をドナーとして 30×11 cm の bipedicled thin groin flap（BTGF）をデ
　　ザインした.

b：両側浅腸骨回旋動静脈を血管茎としてBTGFを挙上した. 皮弁中心部は真皮
　　下血管網が透見できるレベルまで thinning を行った.

c：頚部瘢痕拘縮解除後の皮膚欠損創に BTGF を移植した.

d：下腹部のドナー部は一次縫合閉鎖可能であった.

（文献 3 より引用）

a | b

図 3.

症例 1：術後 1 年所見

a：正面像

b：左側面像

（文献 3 より引用）

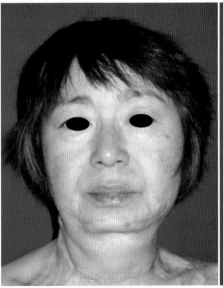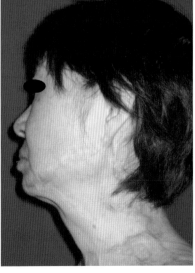

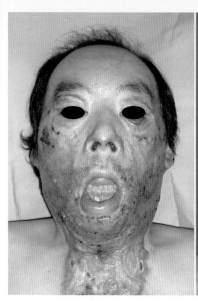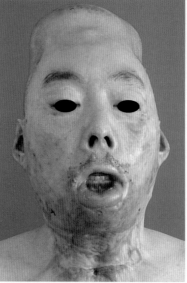

a | b

図 4.
症例2：46歳，男性
　a：術前所見（正面像）
　b：初回手術で頭頂部にエキスパン
　　ダーを挿入，full expansion として
　　expanded frontal scalp flap 挙上の準
　　備をした.
（文献4より引用）

Expanded frontal scalp flap

　重症熱傷に対する分層植皮術は，そのドナー部
として選択できる領域の不足が大きな問題となる
が，頭皮は皮膚が厚く他の部位よりも短期間に上
皮化が進むため，分層植皮術のドナー部として非
常に有効である．さらにその前頭部を皮弁のド
ナーとして利用し，頸部瘢痕拘縮と頦髭の同時再
建に利用した術式が expanded frontal scalp flap
である[4]．適応となる疾患は下口唇から頦部〜前
頸部にかけての瘢痕拘縮であり，下口唇の外反変
形，頦髭の再建，頸部瘢痕拘縮解除を希望する症
例が対象となる．術式の手順は，まずドップラー
聴診器を用いて両側浅側頭動脈の位置を正確に
マーキングする．次に初回手術として前頭部有毛
部の帽状腱膜下を，浅側頭動脈を損傷しないよう
に留意しながら十分に剥離した後にエキスパン
ダーを挿入，インジェクションポートは前額部に
留置する．数か月にわたるインフレーションによ
り十分に頭皮組織が拡張した後，2回目の手術を
施行する．エキスパンダーを除去し両側の浅側頭
動脈と側頭頭頂筋膜を含めるように expanded
frontal scalp flap を挙上する．皮弁サイズはド
ナー部の単純縫合閉鎖が可能な最大で短軸約8

cm 程度となる．血管茎となる両側浅側頭動脈は
耳前切開により耳珠のレベルまで剥離を進めて皮
弁の移動範囲を広げる．そして皮弁を下口唇，頦
部の瘢痕拘縮解除後の皮膚欠損創に皮弁を縫着す
る．

　過去に報告されている頭皮を用いた筋膜皮弁に
よる熱傷後再建は，ヘアラインや眉，頦髭の再建
に利用されており，主に毛髪の再現が主な目的で
あった[5]．これに対して expanded frontal scalp
flap は頦髭の再建だけにとどまらず，頭皮をエキ
スパンダーで拡張することによりさらに大きく薄
い皮弁を挙上可能とし，広い組織欠損の補填が必
要な頸部瘢痕拘縮再建にも対応可能とした非常に
有用な術式である．

　その他にも同術式の利点としては，① 口唇周囲
へ薄い筋膜皮弁を血管吻合を必要とせず移植可能
である点，② 口唇周囲皮膚と頭皮のテクスチャー
が非常に類似している点，③ 男性型禿頭患者の場
合にはヘアラインの前進によりドナー部の整容的
な改善効果がある点などが挙げられる．

症例2：46歳，男性
　顔面と頸部を含む36%火炎熱傷を受傷し，急性
期の治療として他院にて複数回の分層植皮術が施
行された．熱傷受傷後6か月で当科を受診した際

a|b

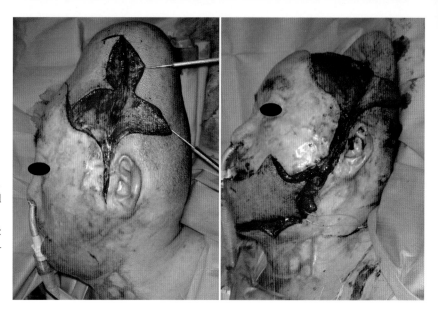

図 5.
症例 2：第 2 回目手術，術中所見
　a：両側浅側頭動脈を血管茎と
　　した 22×6 cm の expanded
　　frontal scalp flap を挙上した.
　b：頤部〜頚部瘢痕拘縮解除後
　　の皮膚欠損に expanded fron-
　　tal scalp flap 移植した.
（文献 4 より引用）

a|b

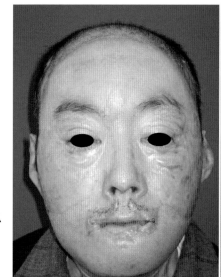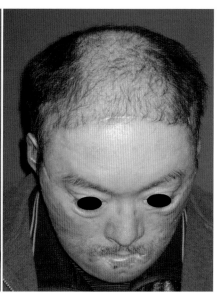

図 6.
症例 2：術後半年所見
　a：正面像
　b：頭頂部像
（文献 4 より引用）

には，下口唇から前頚部にかけて醜状瘢痕を認め，特に極度に外反変形した下口唇により口腔内環境は非常に劣悪であった（図 4-a）．本症例は男性型禿頭症であり，前頭部の皮膚が分層植皮術のドナーとして使用されていなかったため，expanded frontal scalp flap による瘢痕拘縮再建を施行した．留置したエキスパンダーは 1,000 ml で，有毛皮膚を拡張するために頭頂部に挿入した（図 4-b）．初回手術から 3 か月後に 22×6 cm の exp-

anded frontal scalp flap を挙上し，瘢痕拘縮解除後の組織欠損部へ移植した（図 5）．術後半年の所見で下口唇の瘢痕修正と頚部瘢痕拘縮解除により，整容的，機能的に良好な結果となった（図 6）．

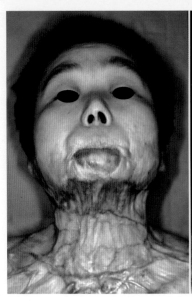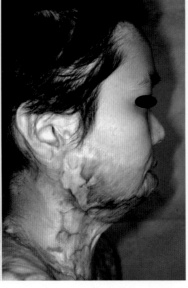

図 7.
症例 3：31 歳，女性．術前所見
　a：正面像
　b：右側面像
（文献 7 より引用）

Secondary vascularized flap

　皮弁採取部位がより限局される深刻な広範囲熱傷の場合，頸部瘢痕拘縮再建術式はより高度なテクニックが必要となる．動静脈束，筋膜弁，筋弁など種々の vascular carrier を皮下に挿入して二次的に新たな血行形態を有する皮弁を作成する secondary vascularized flap（SV flap）は，身体のあらゆる部位を皮弁のドナー部として選択可能とする画期的な術式である[6]．特に鼠径部，下腹部，大腿部などの薄い皮弁を挙上する際に使用するドナー部が熱傷罹患部位となっている症例ではその有効性は高い．SV flap の血行は vascular carrier 内の微小血管と皮膚との間に新生血管が形成されることにより新たな血流支配領域が構築される．また，同法はエキスパンダーを併用することにより頸部瘢痕拘縮再建症例のように長軸 20 cm を超えるようなサイズの expanded secondary vascularized flap（ExSV flap）も挙上可能である[7]．しかしながら，vascular carrier の種類，皮膚との接着面積，皮弁挙上時期，皮弁の生存領域に関しては未だ不明な点が多く，その手術計画には若干の経験が必要である．また新たな血管茎からの静脈還流が悪く，うっ血をきたしやすいとの報告もあり，皮弁皮下静脈を利用して，静脈吻合数を増やすなどの工夫も時として必要となることが難点である．

症例 3：31 歳，女性

　28 歳時に自殺企図にて灯油をかぶり，DDB〜Ⅲ度 86％熱傷の広範囲熱傷を受傷した．数回のデブリードマンおよび分層植皮術を施行し，潰瘍面が消失した時点で頸部に著しい瘢痕拘縮が生じた（図 7）．十分な頤部，頸部の輪郭再現の目的に，唯一健常皮膚として残存していた左下腹部をドナー部とした ExSV flap による再建術を計画した．初回手術として皮弁挙上予定部位の皮下脂肪を可及的に切除して菲薄化した後，腹直筋前鞘を vascular carrier とするべく挙上，反転して先の皮弁予定部位の皮膚裏面へ縫合固定した．この下に 690 ml のエキスパンダーを挿入，また皮弁採取後のドナー部の一次縫合閉鎖目的に両側の筋膜上にもエキスパンダーを挿入した（図 8-a, b）．初回手術から 4 か月後に 28×9 cm の ExSV flap を挙上，頸部瘢痕拘縮解除後の皮膚欠損部に移植し深下腹壁動静脈を顔面動静脈に血管吻合した（図 8-c）．術後 1 年で皮弁は十分な菲薄化が保たれ，頸部の良好な輪郭が再現された（図 9）．

おわりに

　過去に当科にて報告した両側浅腸骨回旋動静脈を血管茎として巨大な皮弁を挙上する bipedicled thin groin flap，オトガイ部の瘢痕拘縮と頤髭の再建を同時に施行する expanded frontal scalp

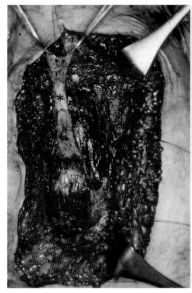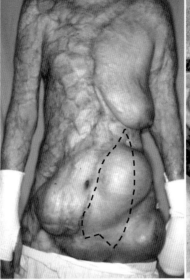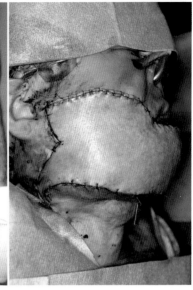

a|b|c

図 8. 症例 3：術中所見
a：初回手術所見．反転挙上した腹直筋前鞘(＊)を thinning した腹部皮膚に固定
　し，その下にエキスパンダーを留置した．
b：Full expansion とした後，28×9 cm の expanded secondary vascularized flap
　（ExSV flap）（点線）を挙上した．
c：ExSV flap を頤部〜頚部瘢痕拘縮解除後の皮膚欠損部へ移植した．

（文献 7 より引用）

a|b

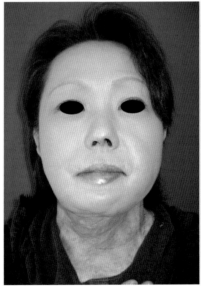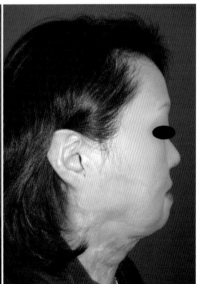

図 9.
症例 3：術後 1 年所見
　a：正面像
　b：右側面像
（文献 7 より引用）

flap, 筋膜弁を vascular carrier として皮下に挿入
して新たな血行形態を持った皮弁を挙上する sec-
ondary vascularized flap の3術式を用いた頤部〜
頚部熱傷後瘢痕拘縮の再建法に関して解説した．
いずれの術式とも皮弁のサイズ，使用可能なド
ナー部位を考慮して優れた下顎-頚部角形成を可
能にした．

参考文献

1) Daniel, R. K., Taylor, G. I.：Distant transfer of an
   island flap by microvascular anastomoses. Plast
   Reconstr Surg. **52**：111-117, 1973.
   Summary　遊離鼠径皮弁を世界で初めて報告し
   ている．
2) Ohkubo, E., et al.：Restoration of the anterior
   neck surface in the burned patient by free groin

flap. Plast Reconstr Surg. **87**：276-284, 1991.
Summary　熱傷後頚部瘢痕拘縮の再建に遊離鼠径皮弁を使用し，その有用性に関して述べている．

3）Matsumine, H., et al.：Use of a bipedicled thin groin flap in reconstruction of postburn anterior neck contracture. Plast Reconstr Surg. **122**(3)：782-785, 2008.
Summary　熱傷後頚部瘢痕拘縮の再建に bipedicled thin groin flap を使用し，その術式に関して詳細に解説している．

4）Sakurai, H., et al.：Reconstruction of perioral burn deformities in male patients by using the expanded frontal scalp. Burns. **33**(8)：1059-1064, 2007.
Summary　熱傷後頤部〜頚部瘢痕拘縮の再建に expanded frontal scalp flap を使用し，その術式に関して詳細に解説している．

5）Motamed, S., Davami, B.：Eyebrow reconstruc-tion following burn injury. Burns. **31**：495-499, 2005.
Summary　熱傷受傷部位の眉毛再建に frontal scalp flap を使用し，その有用性に関して述べている．

6）Abbase, E. A., et al.：Prefabricated flaps：exper-imental and clinical review. Plast Reconstr Surg. **96**(5)：1218-1225, 1995.
Summary　Prefabricated flap の臨床報告をレビューし，理論，テクニックに関して詳細に述べている．

7）竹内正樹ほか：Expanded scondary vascularized flap の血行と臨床．形成外科．**39**(10)：1033-1041，1996.
Summary　熱傷後頚部瘢痕拘縮の再建に expan-ded secondary vascularized flap を使用し，その血行動態を中心に考察している．

PEPARS No.165：75-81, 2020

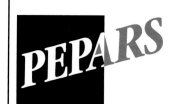

◆特集／瘢痕拘縮はこう治療する！

頚部の瘢痕拘縮
d) 薄層化皮弁

小川　令*

Key Words：頚部瘢痕拘縮(neck scar contracture)，薄型皮弁(thin flap)，薄層化皮弁(thinned flap)，超薄皮弁(super-thin flap)，スーパーチャージ皮弁(supercharged flap)

Abstract　頚部瘢痕拘縮再建は機能的・整容的バランスが要求され，術式選択に苦慮することが多い．面状の拘縮を呈している場合は植皮術や薄い皮弁を考慮すべきで，広範で深い瘢痕拘縮は，下顎から鎖骨上部まで，可能な限り大きく薄い皮弁で一期的に再建することが好ましい．レシピエント近傍から挙上するスーパーチャージ皮弁を用いる場合，皮弁のドナーは肩甲部や前胸部，また背部が優れている．本論文では，頚部熱傷後瘢痕拘縮における薄層化皮弁の有用性や適応につき報告する．

はじめに

　頚部の熱傷後瘢痕拘縮再建は，多方向の動きを可能にする機能的再建と，美容的再建の2つが高度に要求される．小欠損であれば局所皮弁が質感・色調の点で最も優れているが，広範囲の深達性熱傷後の瘢痕拘縮の場合は，拘縮解除と再拘縮予防に十分留意せねばならず，安易な植皮や小さな局所皮弁はよい結果をもたらさない．このような広範囲の深達性熱傷による頚部瘢痕拘縮に対して，薄くした皮弁(薄層化皮弁)は1. 拘縮解除・再拘縮予防に優れる，2. スーパーチャージを行うことで大きくて薄い皮弁が近傍から挙上でき整容的に優れる，という利点を有する．

薄い皮弁の概念

　薄い皮弁には，もともと薄い皮弁と意図的に薄

くした皮弁がある．前者は薄型皮弁，後者は薄層化皮弁と区別できる．薄型皮弁は，採取する解剖学的部位(例：胸部，鼠径部など)と患者の体格(例：BMI)により左右される．「薄い皮弁」を「皮弁の厚さが1cm以下であるもの」と定義するのがわかりやすい[1]．

　薄層化皮弁は，脂肪層を意図的に薄層化した皮弁を指す．下腹部など脂肪層の厚い部位から採取するものを除き，多くの穿通枝皮弁は，脂肪層を剥離し，穿通枝を同定し皮弁に付着させる操作で自然と皮弁が薄くなることが多いため，薄層化皮弁ではなく，薄型皮弁に分類される．我々は，真皮下血管網皮弁(subdermal vascular network [SVN]flap)あるいは超薄皮弁(super-thin flap)として，皮弁を挙上後に，直視下に剪刀で，真皮下血管網を温存しつつ脂肪層を薄層化した皮弁を報告してきた[2]~[4]が，これは薄層化皮弁である．

　他には，expanded flap や delayed flap のように二期的に薄層化された皮弁，さらに皮弁を移植した後に脂肪層切除・除脂術(defatting)を行い薄くした皮弁，言うなれば一期的，二期的，多期的薄層化皮弁という区別もできる[1][5]．

*　Rei OGAWA，〒113-8603　東京都文京区千駄木 1-1-5　日本医科大学形成外科，教授

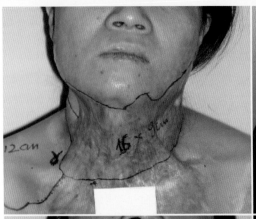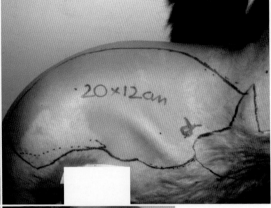
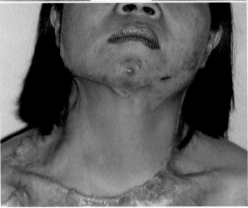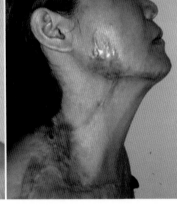

	a	b
	c	d

図 1.
頚部瘢痕拘縮に対する鎖骨上皮弁による再建
34 歳，女性の熱傷後頚部瘢痕拘縮に対して 20×12 cm の鎖骨上動脈皮弁で再建した．脂肪層は意図的に切除しなくても十分に薄い皮弁が挙上可能であった．
　a：術前
　b：皮弁デザイン
　c，d：術後半年

頚部および周囲皮膚の特徴

　アジア人のデータ[6]によると，皮膚の厚さは頤部がおよそ 860 μm なのに対して前頚部は 1,410 μm ある．一方皮弁採取部位となり得る周囲の皮膚は，鎖骨上部が 770 μm であり，薄さという観点から鎖骨上動脈皮弁（supraclavicular artery flap）[7][8]は有用である（図1）．また，前胸部は 1,440 μm，背部は 1,980 μm であり[6]，頚部に対してはこれらの部位から採取した皮弁で違和感の少ない再建ができる．広範囲熱傷後は，るい痩を呈することが多く，除脂術を行わなくても薄い皮弁が採取できることが多い．

　皮膚の厚さには男女差が存在する（表1）[6]．アジア人男性の場合，前頚部と背部の皮膚の厚さの比は 1：1.5 なのに対して，女性では 1：1.2 であり，背部から皮弁を採取して前頚部に移植する方法は，女性の方が適している．一方，前頚部と前胸部の比は男性の場合，1：0.9 なのに対して，女性では 1：1.2 であり，胸部から皮弁を採取して前頚

部に移植する方法は，逆に男性の方が適している．また女性の場合は胸部から皮弁を採取すると，乳房の位置に左右差が生じる可能性があり，男性では胸部から，女性では背部から皮弁を採取するのがよい．また鎖骨上部は男性も女性も 1,000 μm 以下であり，鎖骨上皮弁[7][8]は，前頚部の再建にも適している（図1）．

表 1. 皮膚の厚さ（表皮と真皮を含む）（μm）
（文献 6 の内容から作成）

	男性	女性
頬部	1240	1040
頤部	890	750
前頚部	1560	1260
鎖骨上部	960	560
前胸部	1390	1490
腹部	1440	1230
背部	2280	1470
鼠径部	500	500
前大腿部	1160	1080

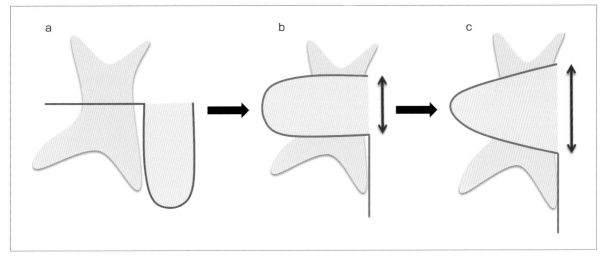

図 2. 頚部瘢痕拘縮再建の模式図

島状皮弁よりも皮膚茎皮弁の方が拘縮解除の観点から優れている．瘢痕を全切除しなくとも，皮膚茎皮弁を入れ込むと，皮膚茎は半年後には 1.5 倍程度まで伸長できるため[11]，効率よく瘢痕拘縮を解除できる（矢印の方向に伸展される）．一方，島状皮弁では皮弁周囲に円型の瘢痕が生じるため，皮膚茎皮弁の方が機能的再建に有用である．
a：頚部の瘢痕を分断する皮弁のデザイン　　b：皮弁移動直後　　c：半年後

再建の時期

　深達性熱傷における頚部瘢痕拘縮では，下口唇の外反や歯列不整を生じてくることがある．その場合はできるだけ早期の再建が望ましい．

　しかし，瘢痕拘縮の原因となる肥厚性瘢痕やケロイドは，高血圧や女性ホルモン，血中の各種サイトカインや成長因子などがリスクとして考えられ[9]，全身熱傷の場合，全身の広範な炎症を契機に，脳へのストレスを介して炎症・抗炎症のサイトカイン産生が生じていく[10]．臨床的には，熱傷受傷後半年から 1 年くらいの間は，全身的な炎症がある状態で，植皮術や皮弁術において，植皮や皮弁周囲に肥厚性瘢痕が生じる可能性が高くなると考えられる．さらに高血圧などを有している症例では，そのリスクは一層高まる．そこで機能的な問題が軽度であれば，半年から 1 年は保存的治療を行い，局所・全身の炎症が軽減した時に再建するのがよい．赤々とした瘢痕の色が落ち着いてきた時が再建するタイミングの目安である．その間は効果のより強い副腎皮質ステロイドテープ剤，特にデプロドンプロピオン酸エステル製剤（エクラー® プラスター）を使用するとよい．

薄層化皮弁の概念

　一期的薄層化皮弁の利点は，全層植皮と比較して術直後から柔らかく，拘縮を十分に解除できる点，皮弁移植部において皮弁採取部の質感・色調が保たれること，移植床で要求される皮弁の厚さを自由に調節できる自由度にある．欠点は，皮弁が大きすぎると末梢が虚血ないしうっ血となる点である．この欠点を補うため，我々は皮弁の末梢に穿通枝を付加し，スーパーチャージ皮弁としてきた[3)4)]．スーパーチャージした一期的薄層化皮弁の血行は安定し，極めて大きく，また細長く薄い皮弁を作成できる．瘢痕拘縮の解除を目的とした場合，たとえば頚部では術後に十分に頚部が伸展するように皮弁の向きを考える必要がある（図2）．拘縮解除の効果を考えれば，皮膚茎皮弁は，皮弁周囲に常に円型の瘢痕拘縮が生じる島状皮弁より優れている[11]．そこで我々は頚部瘢痕拘縮再建において，幅の広い皮膚茎を有する一期的薄層化スーパーチャージ皮弁を用いている[12)13)]．一期的薄層化皮弁といっても，スーパーチャージ皮弁，皮膚茎皮弁といった要素を組み入れることにより，整容面だけでなく機能面，さらには誰もが

安全に挙上できるという安全な再建ができる.

薄層化皮弁のデザインと術前検査

穿通枝皮弁を含めた薄い皮弁の生着範囲に関して多くの解剖学的研究が行われ,また経験上多くの皮弁では生着域の指標が示されているが,特に薄い皮弁では皮弁の生着範囲に個人差があり,また血圧の変動など生理的条件に影響されやすい.ある程度余裕をもって皮弁をデザインし,スーパーチャージを行う工夫が,薄い皮弁を安全に確実に生着させるために必要である[12].術前にスーパーチャージする血管をカラードップラーなどで同定しておくとよいが[4],細い穿通枝を探したり,深筋膜上での走行を調べておきたい場合は,MDCT など CT アンギオグラフィーを使用するとよい.胸部では第2,7肋間あたりに確認できる内胸動脈穿通枝(internal mammary artery perforator;IMAP)や,背部では肩甲回旋動脈(circumflex scapular artery;CSA)や肋間動脈穿通枝(posterior intercostal artery perforator;P-ICAP)などが利用しやすい[12].

薄層化皮弁の手術手技

仰臥位で頚部の瘢痕を切除し,スーパーチャージを行う場合は顔面動静脈など移植床の血管を露出しておく.背部から皮弁を挙上する場合は,体位を交換する.肩甲回旋動静脈を付加する場合は側臥位がよく,肋間動脈の穿通枝を付加する場合は,腹臥位でも良い.肋間から出て筋膜を穿通してくる穿通枝を付加する場合,まず皮弁末梢から浅筋膜レベルで電気メスを用いて皮弁を挙上する(図3,4).付加する穿通枝が近づいたところで,筋膜下に入り穿通枝を探すと早いが,ドップラーで聞こえた場所から離れたところで見つかることもあるので注意を要する.付加する穿通枝はできるだけ長く採取する.肋骨のあたりまで穿通枝を剥離・同定すると,大概4 cm 以上は確保できることが多く,十分である.背部の血管を付加する場合,肩甲回旋動静脈は,肩甲三角窩まで追って

結紮すれば5 cm 程度の長さが確保できる.肩甲下動脈の起始部まで同定して切離すれば10 cm 以上の血管茎とすることができる.その他,僧帽筋の穿通枝である浅頚動脈穿通枝(superficial cervical artery perforator;SCAP)や胸背動脈穿通枝(thoracodorsal artery perforator;TAP)なども,4 cm の血管茎は確保できる.移植床において対側の顔面動静脈が使えない状況では,同側の顔面動静脈を使用したり,浅側頭動静脈,上甲状腺動脈や,外・内頚静脈やその枝を使用することになるため,長めに穿通枝を付着させるに越したことはない.

穿通枝を皮弁に付着させて切離した後は,皮弁を近位部まで浅筋膜層で挙上していくが,痩せている患者で脂肪層が薄い場合は,深筋膜を含めて挙上してもよい.随時皮弁を移植床に移動してみて,十分に移動できることが確認できた時点で剥離を止める.また途中で他の穿通枝を発見した場合はできるだけ温存を試みる.

皮弁が厚い場合は,先端が曲がったメッツェンバウムやクーパーなどで脂肪層を丁寧に切除していく.皮膚茎と穿通枝茎の間の部分は,真皮下血管網が透見できるくらい脂肪層を除去できるが,肉眼で確認できる太い血管はできるだけ傷つけない.移植床に移動させた後で,皮弁を仮固定し,血管吻合を行う.皮弁近位部を皮膚茎にすることで,静脈灌流が安定し,術後の拘縮解除効果も高まる(図2).吻合する血管は動脈だけで良い場合が多いが,念のため動静脈を吻合するようにする.

皮弁採取部を一期的縫縮できなければ植皮で閉鎖する.胸部から皮弁を採取した場合,皮弁採取部を縫縮できなければ,整容的な目的で可能な限りシート状の皮膚を腹部や大腿前面から採皮し,移植する.背部の場合はメッシュ植皮としても許容できる.術者が3〜4人いれば,2チームに分かれ移植床と皮弁採取部を同時に手術することで手術時間は大幅に短縮できる.

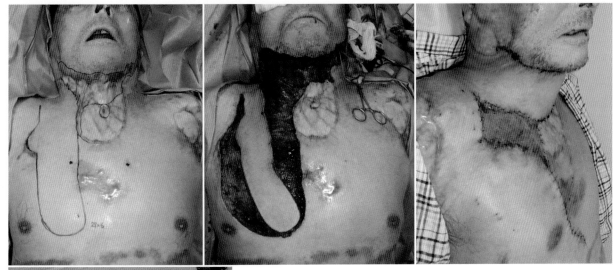

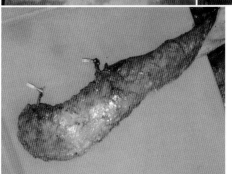

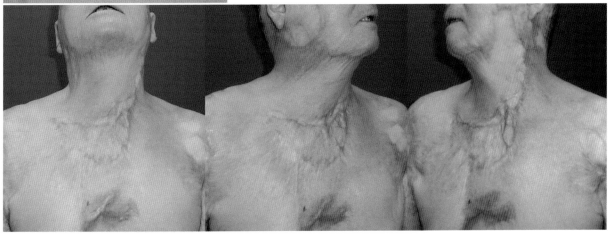

a	b	c
d		
e		

図 3. 幅の広い皮膚茎を有する一期的薄層化スーパーチャージ皮弁

71歳，男性．頸部瘢痕拘縮に対して 28×6 cm の幅の広い皮膚茎を有する一期的薄層化スーパーチャージ皮弁で再建した．浅筋膜層で挙上した transposition flap である．第1肋間にあった内胸動脈穿通枝を皮弁に付着させ，対側の顔面動静脈と吻合した．第5肋間で念のため皮弁に付着させていた穿通枝は使用せず結紮した．皮膚茎を幅広くデザインすることで，術後頸部の伸展方向に皮弁が十分に伸展し，拘縮が効率よく解除された．

a：皮弁デザイン　b：術中所見　c：皮弁挙上時　d：血管吻合終了時　e：術後3年
(一部は文献 13 から転載許諾を得て引用)

79

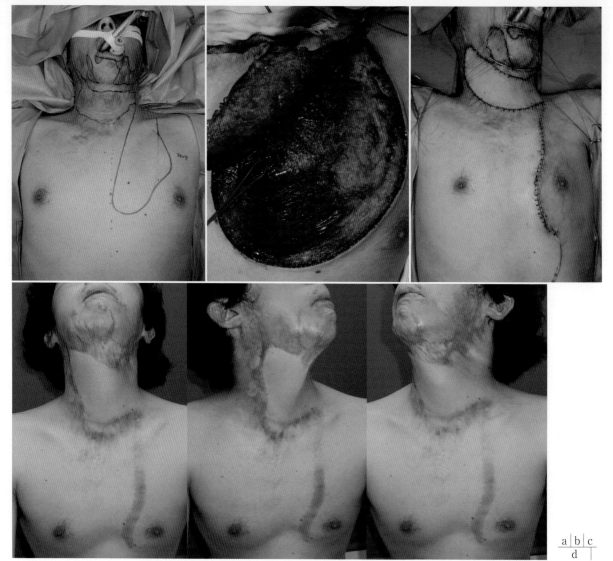

図 4. 幅の広い皮膚茎を有する一期的薄層化スーパーチャージ皮弁
19 歳，男性．頚部の瘢痕拘縮を解除した後，22×7 cm の皮弁を採取
し，第二内胸動脈穿通枝を付加したスーパーチャージ皮弁で再建した．
穿通枝は 5 cm の長さで皮弁に付着させることができた．皮弁は一期的
に，移植床の厚さに合わせて薄層化した．術後，皮弁茎は 12 cm まで
伸長し（約 1.7 倍），効果的に拘縮が解除された．
a：術前デザイン　　　b：皮弁挙上時　　　c：術直後　　　d：術後 1 年半

術後管理

　植皮と異なり，薄層化皮弁の場合は，術後の強
固な固定は不要である．スーパーチャージを行
い，皮弁末梢の血流が安定している場合は，術後
4〜5 日からシャワー洗浄も可能である．10〜14 日
程度で抜糸を行うが，その後は副腎皮質ステロイ
ドテープ剤にて皮弁周囲の肥厚性瘢痕化，さらに
は瘢痕拘縮を予防することが大切である．術後の
再拘縮に最大限の注意を払い，数か月に 1 回の外
来診察は必須であり，1〜2 年が経過して皮弁周囲
の瘢痕が成熟化すれば外来経過観察を終了するこ
とができる．

まとめ

　頚部瘢痕拘縮再建は機能的・整容的バランスが

要求され，術式選択に苦慮することが多いが，可能な限り大きく薄い皮弁で一期的に再建することが好ましく，皮弁のドナーは鎖骨部，前胸部か背部が優れている．スーパーチャージした一期的薄層化皮弁の血行は安定し，極めて大きく，また細長く薄い皮弁を作成できる．さらに幅の広い皮膚茎を有する皮弁を挙上できれば，十分な拘縮の解除効果が期待できる．

参考文献

1) 小川　令ほか：薄い皮弁の種類と実際．日マイクロ会誌．**31**：185-190，2018．
2) Hyakusoku, H., Gao, J. H.：The "super-thin" flap. Br J Plast Surg. **47**：457-464, 1994.
3) Hyakusoku, H., et al.：The microvascular augmented subdermal vascular network(ma-SVN) flap：its variations and recent development in using intercostal perforators. Br J Plast Surg. **55**(5)：402-411, 2002.
4) Ogawa, R., et al.：Color Doppler ultrasonography in the planning of microvascular augmented "super-thin" flaps. Plast Reconstr Surg. **112**(3)：822-828, 2003.
5) 光嶋　勲ほか：【thin flap による整容的再建】Perforator flap の理論と実際　薄層皮弁(thin flap)による美容再建．PEPARS．**106**：10-17，2015．
6) Lee, Y., Hwang, K.：Skin thickness of Korean adults. Surg Radiol Anat. **24**：183-189, 2002.
7) Vinh, V. Q., et al.：Reconstruction of neck scar contractures using supraclavicular flaps：retrospective study of 30 cases. Plast Reconstr Surg. **119**(1)：130-135, 2007.
8) Vinh, V. Q., et al.：Anatomical and clinical studies of the supraclavicular flap：analysis of 103 flaps used to reconstruct neck scar contractures. Plast Reconstr Surg. **123**：1471-1480, 2009.
9) Ogawa, R.：Keloid and Hypertrophic Scars Are the Result of Chronic Inflammation in the Reticular Dermis. Int J Mol Sci. **18**(3)：606, 2017.
10) 小倉崇似：神経集中治療と PICS．救急・集中治療．**30**：641-650，2018．
11) Yoshino, Y., et al.：Extension of flaps associated with burn scar reconstruction：A key difference between island and skin-pedicled flaps. Burns. **44**(3)：683-691, 2018.
12) 小川　令ほか：【形成外科　珠玉のオペ[1]基本編—次世代に継承したい秘伝のテクニック—】皮弁　SC 皮弁　スーパーチャージ皮弁による前頸部熱傷後瘢痕拘縮再建．形成外科．**60**(増刊)：S202-S206，2017．
13) Noda, Y., et al.：Reconstruction of Anterior Neck Scar Contracture Using A Perforator-Supercharged Transposition Flap. Plast Reconstr Surg Glob Open. **6**(2)：e1485, 2018.

グラフィック
リンパ浮腫診断

好評

―医療・看護の現場で役立つケーススタディ―

著者 **前川二郎**(横浜市立大学形成外科 主任教授)

リンパ浮腫治療の第一人者、前川二郎の長年の経験から、厳選された41症例の診断・治療の過程をSPECT-CTリンパシンチグラフィをはじめとする豊富な写真で辿りました。併せて患者さんの職業や既往など、診断や治療において気を付けなければならないポイントを掲載！
是非お手に取りください！

2019年4月発売 オールカラー B5判 144頁 定価(本体価格6,800円+税)

主な目次

Ⅰ　リンパ浮腫の診断
Ⅱ　リンパ浮腫の治療
Ⅲ　リンパ浮腫のケーススタディ

下肢、下腹部、陰部

続発性／婦人科がん(軽症例/中等症例/重症例/抗菌薬の長期投与例など11例)
続発性／直腸がん(1例)
続発性／前立腺がん(1例)
続発性／皮膚悪性腫瘍(象皮例など2例)
原発性／先天性(2例)
原発性／早発性(2例)
原発性／遅発性(中等症4例)

上 肢

続発性／乳がん(中等症例/重症例/神経障害例/抗がん剤影響例など5例)
原発性／先天性(1例)
原発性／早発性(1例)
原発性／遅発性(中等症/アトピー性皮膚炎合併例など2例)

その他の浮腫・リンパ浮腫

続発性／特殊部位(上眼瞼)
混合型脈管形態異常(クリッペル・トレノニー・ウェーバー症候群など)
脂肪吸引経験例
トンプソン手術例
内分泌疾患による浮腫(バセドウ病)
静脈性浮腫
脂肪浮腫

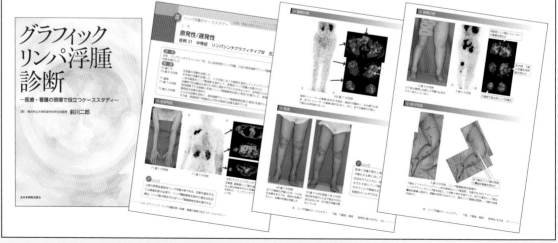

 全日本病院出版会　〒113-0033 東京都文京区本郷3-16-4　Tel：03-5689-5989
www.zenniti.com　Fax：03-5689-8030

図説 実践 手の外科治療

東京慈恵会医科大学前教授　栗原邦弘／著

2012 年 5 月発行　　オールカラー　　B5 判　　262 頁　　定価 8,000 円＋税

日常手の外科治療に必要な知識を詳細に解説！
手外科専門以外の先生方にもお読みいただきたい網羅的書籍！

<総論>
- Ⅰ 手の外科診療の基本姿勢
- Ⅱ 手の基本解剖・機能(手掌部・手背部の皮膚／手・指掌側皮線／手掌部 land mark と深部組織／感覚機能／破格筋／種子骨／副手根骨／基本肢位と運動)
- Ⅲ 手の外科治療における補助診断(画像検査／その他の検査)
- Ⅳ 救急処置を必要とする手部損傷(全身管理を必要とする外傷／局所管理を必要とする外傷)
- Ⅴ 手部損傷の治療原則(手部損傷の初期の対応／手部損傷の初期治療)

<実践編>
- Ⅰ 皮膚軟部組織損傷(手指高度損傷／手袋状皮膚剝脱創(手袋状剝皮損傷)：degloving injury／指(手袋状)皮膚剝脱創：ring avulsion injury／指先部組織欠損)
- Ⅱ 末節骨再建を必要とする手指部損傷(人工骨を用いた指先部再建／趾遊離複合組織移植による再建)
- Ⅲ 手指部屈筋腱損傷(基礎的解剖と機能／手部屈筋腱損傷の診断／指屈筋腱断裂の治療／術後早期運動療法)
- Ⅳ 手指部伸筋腱損傷(指伸筋腱の解剖／保存療法／観血的療法／術後療法／手指伸筋腱の皮下断裂)
- Ⅴ 末梢神経障害(診断／治療／橈骨神経損傷／正中神経損傷／尺骨神経損傷)
- Ⅵ 骨・関節の損傷(関節脱臼／骨折)
- Ⅶ 炎症性疾患(非感染性疾患／感染性疾患)
- Ⅷ 手指の拘縮(皮膚性拘縮／阻血性拘縮，区画症候群／Dupuytren 拘縮)
- Ⅸ 手指部腫瘍(軟部腫瘍／骨腫瘍)
- Ⅹ 特異疾患(爪甲の異常／特異な手・指損傷)

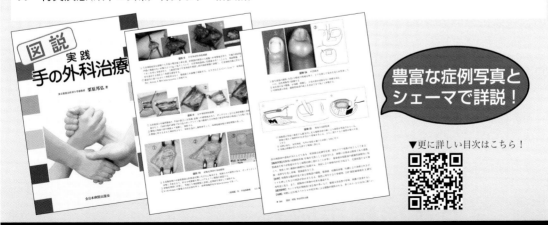

豊富な症例写真と
シェーマで詳説！

▼更に詳しい目次はこちら！

㈱全日本病院出版会

〒 113-0033　東京都文京区本郷 3-16-4
TEL：03-5689-5989　FAX：03-5689-8030
www.zenniti.com

FAX による注文・住所変更届け

改定：2015 年 1 月

毎度ご購読いただきましてありがとうございます．

読者の皆様方に小社の本をより確実にお届けさせていただくために，FAX でのご注文・住所変更届けを受けつけております．この機会に是非ご利用ください．

◎ご利用方法

FAX 専用注文書・住所変更届けは，そのまま切り離して FAX 用紙としてご利用ください．また，注文の場合手続き終了後，ご購入商品と郵便振替用紙を同封してお送りいたします．**代金が 5,000 円をこえる場合，代金引換便とさせて頂きます**．その他，申し込み・変更届けの方法は電話，郵便はがきも同様です．

◎代金引換について

本の代金が 5,000 円をこえる場合，代金引換とさせて頂きます．配達員が商品をお届けした際に，現金またはクレジットカード・デビットカードにて代金を配達員にお支払い下さい(本の代金＋消費税＋送料)．(※年間定期購読と同時に 5,000 円をこえるご注文を頂いた場合は代金引換とはなりません．郵便振替用紙を同封して発送いたします．代金後払いという形になります．送料は定期購読を含むご注文の場合は頂きません)

◎年間定期購読のお申し込みについて

年間定期購読は，1 年分を前金で頂いておりますため，代金引換とはなりません．郵便振替用紙を本と同封または別送いたします．送料無料，また何月号からでもお申込み頂けます．

毎年末，次年度定期購読のご案内をお送りいたしますので，定期購読更新のお手間が非常に少なく済みます．

◎住所変更届けについて

年間購読をお申し込みされております方は，その期間中お届け先が変更します際，必ずご連絡下さいますようよろしくお願い致します．

◎取消，変更について

取消，変更につきましては，お早めに FAX，お電話でお知らせ下さい．

返品は，原則として受けつけておりませんが，返品の場合の郵送料はお客様負担とさせていただきます．その際は必ず小社へご連絡ください．

◎ご送本について

ご送本につきましては，ご注文がありましてから約 1 週間前後とみていただきたいと思います．お急ぎの方は，ご注文の際にその旨をご記入ください．至急送らせていただきます．2～3 日でお手元に届くように手配いたします．

◎個人情報の利用目的

お客様から収集させていただいた個人情報，ご注文情報は本サービスを提供する目的(本の発送，ご注文内容の確認，問い合わせに対しての回答等)以外には利用することはございません．

その他，ご不明な点は小社までご連絡ください．

株式会社 全日本病院出版会　〒113-0033 東京都文京区本郷 3-16-4-7F
電話 03(5689)5989　FAX03(5689)8030　郵便振替口座 00160-9-58753

FAX 専用注文書 形成・皮膚 2009　　　年　　月　　日

○印	PEPARS	定価(消費税込み)	冊数
	2021 年 1 月～12 月定期購読(送料弊社負担)	42,020 円	
	PEPARS No.159 外科系医師必読！形成外科基本手技 30 増大号	5,720 円	
	PEPARS No.147 美容医療の安全管理とトラブルシューティング 増大号	5,720 円	
	バックナンバー(号数と冊数をご記入ください) No.		

○印	Monthly Book Derma.	定価(消費税込み)	冊数
	2021 年 1 月～12 月定期購読(送料弊社負担)	42,130 円	
	MB Derma. No.294 "顔の赤み" 鑑別・治療アトラス 増刊号 新刊	6,380 円	
	MB Derma. No.288 実践！皮膚外科小手術・皮弁術アトラス 増大号	5,280 円	
	バックナンバー(号数と冊数をご記入ください) No.		

○印	瘢痕・ケロイド治療ジャーナル
	バックナンバー(号数と冊数をご記入ください) No.

○印	書籍	定価(消費税込み)	冊数
	図解 こどものあざとできもの―診断力を身につける― 新刊	6,160 円	
	運動器臨床解剖学―チーム秋田の「メゾ解剖学」基本講座―	5,940 円	
	超実践！がん患者に必要な口腔ケア―適切な口腔管理で QOL を上げる―	4,290 円	
	美容外科手術―合併症と対策―	22,000 円	
	足関節ねんざ症候群―足くびのねんざを正しく理解する書―	6,050 円	
	グラフィック リンパ浮腫診断―医療・看護の現場で役立つケーススタディ―	7,480 円	
	骨折治療基本手技アトラス	16,500 円	
	足育学　外来でみるフットケア・フットヘルスウェア	7,700 円	
	ケロイド・肥厚性瘢痕 診断・治療指針 2018	4,180 円	
	実践アトラス 美容外科注入治療　改訂第 2 版	9,900 円	
	ここからスタート！眼形成手術の基本手技	8,250 円	
	Non-Surgical 美容医療超実践講座	15,400 円	
	カラーアトラス 爪の診療実践ガイド	7,920 円	
	そこが知りたい 達人が伝授する日常皮膚診療の極意と裏ワザ	13,200 円	
	創傷治癒コンセンサスドキュメント―手術手技から周術期管理まで―	4,400 円	

○	書 名	定価	冊数	○	書 名	定価	冊数
	図説 実践手の外科治療	8,800 円			超アトラス眼瞼手術	10,780 円	
	使える皮弁術　上巻	13,200 円			イチからはじめる 美容医療機器の理論と実践	6,600 円	
	使える皮弁術　下巻	13,200 円			アトラスきずのきれいな治し方 改訂第二版	5,500 円	

お名前	フリガナ 　　　　　　　　　　　　　　　　　　　　　　　㊞	診療科

ご送付先　〒　　－　　　　　　　　　　　　　　　□自宅　　□お勤め先

電話番号　　　　　　　　　　　　　　　　　　　□自宅
□お勤め先

バックナンバー・書籍合計
5,000 円以上のご注文
は代金引換発送になります

―お問い合わせ先―
㈱全日本病院出版会営業部
電話 03(5689)5989

FAX 03(5689)8030

年　　月　　日

住 所 変 更 届 け

お 名 前	フリガナ	
お客様番号		毎回お送りしています封筒のお名前の右上に印字されております8ケタの番号をご記入下さい。
新お届け先	〒　　　　　都 道 　　　　　　府 県	
新電話番号	（　　　　　　　）	
変更日付	年　　月　　日より	月号より
旧お届け先	〒	

※ 年間購読を注文されております雑誌・書籍名に✓を付けて下さい。
- ☐ Monthly Book Orthopaedics （月刊誌）
- ☐ Monthly Book Derma. （月刊誌）
- ☐ 整形外科最小侵襲手術ジャーナル （季刊誌）
- ☐ Monthly Book Medical Rehabilitation （月刊誌）
- ☐ Monthly Book ENTONI （月刊誌）
- ☐ PEPARS （月刊誌）
- ☐ Monthly Book OCULISTA （月刊誌）

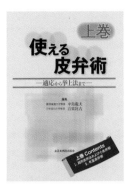
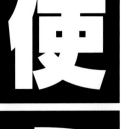
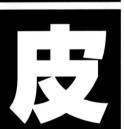
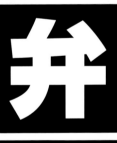
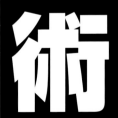
目次

◀更に詳しい目次はこちら！！▶

(株)全日本病院出版会

〒 113-0033　東京都文京区本郷 3-16-4
TEL：03-5689-5989　FAX：03-5689-8030
www.zenniti.com

PEPARS

各号定価 3,000 円+税．ただし，増大号：No. 14, 51,
75, 87, 99, 100, 111 は定価 5,000 円+税，No. 123, 135,
147, 159 は 5,200 円+税．
在庫僅少品もございます．品切の際はご容赦ください．
　　　　　　　　　　　　　　　　　（2020 年 8 月現在）

掲載されていないバックナンバー
につきましては，弊社ホームページ
（www.zenniti.com）をご覧下さい．

click

| 全日本病院出版会 | 検索 |

全日本病院出版会　公式 twitter !!

弊社の書籍・雑誌の新刊情報，または好評書のご案内
を中心に，タイムリーな情報を発信いたします．
全日本病院出版会公式アカウント　**@zenniti_info** を
是非ご覧下さい!!

2021 年　年間購読　受付中！
年間購読料　42,020 円(消費税込)(送料弊社負担)
(通常号 11 冊，増大号 1 冊：合計 12 冊)

形成外科で人工知能(AI)・バーチャルリアリティ(VR)を活用する!

No.166(2020年10月号)

編集/杏林大学教授　　　　　　　　大浦　紀彦
日本医科大学千葉北総病院教授　秋元　正宇

PEPARS　No.165

2020年9月15日発行(毎月1回15日発行)
定価は表紙に表示してあります.

Printed in Japan

発行者　　末 定 広 光
発行所　　株式会社 全日本病院出版会
〒113-0033 東京都文京区本郷3丁目16番4号
　　　　　電話(03)5689-5989　Fax(03)5689-8030
　　　　　郵便振替口座 00160-9-58753

印刷・製本　三報社印刷株式会社　　　電話(03)3637-0005
広告取扱店　㈱日本医学広告社　　　　電話(03)5226-2791